思想觀念的帶動者

文化現象的觀察者

本土經驗的整理者

生命故事的關懷者

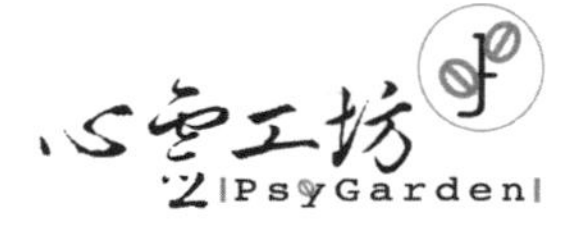

Holistic

探索身體，追求智性，呼喊靈性

攀向更高遠的意義與價值

是幸福，是恩典，更是內在心靈的基本需求

企求穿越回歸眞我的旅程

靈魂的吟遊詩人

感知互動表達性治療入門

Minstrels of Soul

Intermodal Expressive Therapy

(Second Edition)

保羅・尼爾（Paolo J. Knill）
海莉・福克斯（Haley Fox）
瑪戈・法契斯・尼爾（Margo N. Fuchs Knill）──著

劉宏信、魯宓、陳乃賢、馬珂 ──譯

目錄

【中文版導讀】

經驗保羅．尼爾和表達性藝術的感知與學習

文苑／瑞士歐洲研究所表達性藝術治療副修心理學碩士

我們不只要有希望，希望需要被創造。

——保羅．尼爾

經驗保羅．尼爾

遇到保羅．尼爾和瑪戈．法契斯．尼爾，是在瑞士的歐洲研究所（以下簡稱 EGS），一所位在有「阿爾卑斯明珠」美譽的薩斯費（Saas Fee）城鎮裡的研究所。薩斯費是一個冰河的故鄉，海拔約 1800 公尺，周圍被氣勢非凡、平均高 4000 公尺的冰山所環繞，是世界上稀有的美麗景色之一。

某年夏天和同學一起在戶外用餐，同時聽著一位老師莎莉．阿特金絲（Sally Atkins）分享表達性藝術和夢的工作，保羅．尼爾走向我們，坐下來跟莎莉．阿特金絲談事情，坐在一旁的我們拿起手機拍起他和莎莉的互動，80 歲高齡的保羅年紀雖然不小，但感官出奇的靈敏，他感知到我們用手機在捕捉他們的互動，當下他俏皮地做了許多誇張的表情，讓我們捕捉。當時的

他給了我一個超越保羅・尼爾本人的意象，一個更關於他發展的感知互動表達性藝術治療的一個意象。

保羅・尼爾有著多元學科訓練的背景，是個充滿趣味、創意十足的老頑童，也是個富饒禪意、如父親般的老師。對於這位表達性藝術治療先驅、瑞士歐洲研究所創辦人，這樣一號發展、建構表達性藝術治療理論的人物，世界各地的表達性藝術治療社群很少有人不讚嘆這位極具專業象徵的人物。就像雄恩・麥克尼夫（Shaun McNiff）在序文所提：「任何跟他工作的人都知道他多麼能夠召喚神聖和令人著迷的醫治。」我們師生當中不少人用不同的形式如影片、傳記來記錄、闡述他這個人及他所發展的理論。私底下的互動或課堂裡的學習，我們都直接或間接地感受到他那充沛的活力、敏銳的感官和獨特的專業見解。他在他發展的社群藝術（community art）的體驗活動教學時，那活力的展現、連續的趣味和創意，以及對一個複雜整體的成形、完形歷程的敏感關注，都沒有因他 80 來歲單薄年老的身軀而退讓，這很叫人欣佩。

表達性藝術治療的理論主要有三，保羅・尼爾發展的去中心取向（De-Centering approach）、雄恩・麥克尼夫依據榮格心理學爲主所發展的多元模式取向（Multimodal approach），以及娜塔莉・羅傑斯（Natalie Roger）個人中心取向（Person-Centered approach）。2012 年，在當時旅居瑞士蘇黎世的台灣心理諮商師呂旭亞支持協助下，邀請了保羅・尼爾到台灣，2013 年首次正式將感知互動表達性藝術（Intermodal Expressive Arts Therapy）介紹。今年心靈工坊出版保羅．尼爾和瑪戈．法契斯．尼爾等人合著的《靈魂的吟遊詩人：感知互動表達性治療入門》中文版一書給國人，並邀請他們協同來台發表新書與辦理工作坊，這歷程好似當初埋下的種子，而現在這顆種子正清晰地透過不同的形式漸漸展露它的力量。

表達性藝術的感知與學習

對保羅．尼爾發展的表達性藝術治療的理解和學習，除了來自書本外，更多是來自他的社群藝術的教學活動體驗。他在帶領社群藝術的過程裡，彷彿穿著希臘神話裡赫米斯（Hermes）帶有翅膀的鞋，自信矯健地在藝術的塑造、成形的歷程和混亂之間自由遊走，他敏銳地擷取混亂與秩序間往來互動的發生現象，然後瞬間把擷取的發生現象轉爲促進新的第三種顯現（the third）的原始元素，在社群藝術團體活動結尾時，參與的師生總是被那最後嶄新創意的顯現所觸動；那是一個在美麗、氣勢非凡、冰雪覆蓋的阿爾卑斯群山環繞的環境裡，對自己和世界的新感知和那創意之流相互共振共鳴的、一個難以言喻的美妙體驗。也許正如同雄恩．麥克尼夫所言，這是保羅．尼爾表達藝術治療核心方法的展現，某些事物明確地出現卻又難以解釋地實踐。

保羅．尼爾所發展的表達藝術治療是起源於1970年一個現象學藝術治療運動的崛起，有別於一般傳統的藝術治療，他脫離心理學框架，以人類學的角度來理解、發展表達性藝術治療。對於保羅．尼爾發展的去中心表達性治療，我們理解和學習是：他看重儀式、藝術、遊戲和想像力對心靈療癒的重要性。他主張感知互動的想像力（intermodal imagination）需要不同的藝術形式來承載，而「先敏感度—後藝術技巧」（low skill-high sensitivity）的工作原則和「去中心」（de-centering）的工作方法，可以讓我們有效陪伴案主在安全涵容的空間裡，使用藝術經驗來遠離問題的中心，透過遊戲、不同藝術形式和具體的感官經驗來承載想像力，進入一個去中心的歷程， 提供案主一個另類世界的經驗（an alternative experience of worlding）。就現象學的態度，在另一 種世界的經驗裡，我們關切的是實質的、非實質的以及人的元素在一個正在發生的創作行動經驗裡的相會，然後藉由美學的分析解釋（aesthetic analysis）將這相會帶到對話裡，來促進當事人的敏感及覺察，激勵喚醒當事人帶出新的可能性和學習。

希望的創作

表達性藝術治療關注希望，留心什麼對案主來說是最好的學習。保羅．尼爾說：「藝術不是病理現象，不是疾病的產物，藝術是表達、學習、挑戰和成就的實現。」這本《靈魂的吟遊詩人》中譯本的誕生，就如同一個希望的創作，一個指向未來、爲台灣表達性藝術專業帶來新的氣息的創作。

參考文獻

- Knill, P. (2005). Soul Nourishment, or the intermodal Language of Imagination. In S. K. Levine et al. (Eds), *Foundation of Expressive Arts Therapy* (pp.37-52), UK and USA: Jessica Kingsley Publishers.
- Knill, P., Levine, E. & Levine, S. (2005). Principle and Practice of Expressive Arts Therapy: Toward a therapeutic Aesthetic. London and Philadelphia: Jessica Kingsley Publishers.
- Knill, P., Barba, H., & Fuchs, M. (2004). *Minstrels of Soul: Intermodel expressive therapy.* Toronto: EGS press.

【二版序】

透過感知互動經驗另類世界

導言

《靈魂的吟遊詩人：感知互動表達性治療入門》開啓感知互動表達性藝術治療的王國已經八年了。至今，我們現在所稱的「感知互動表達藝術」（Intermodal Expressive Arts; EXA）的應用上發生了很多事情。我們看到在督導、諮詢以及教練等方面有多樣化的發展，在瑞士與德國則激發了許多專門訓練計畫。與 EXA 擴大應用範圍的需求相關的研究與發展計畫，也與治療這個領域變得有關。即將到來的兩本書，英文的 *Principles and Practices of Expressive Arts Therapy: Toward a Therapeutic Aesthetics*（Jessica Kingsley Publishers, London），與德文的 *Das Werk als Lösung*（“The Work as Solution”，書名暫定），對於在哲學上、理論上以及實際應用結果，都將詳加說明。序言的格式限制，讓我們只能介紹《靈魂的吟遊詩人》自第一版出版以來在方法論上所達到主要成就。赫伯特 · 艾博哈特（Herbert Eberhart）、保羅 · 尼爾以及 EGIS 基金會與歐洲研究所的同仁們在九〇年代發展了這個方法。

身爲心靈上的**變化推動者**（change agents），執業時一方面受到社會服務的限制，另一方面受到私人機構對於創新與效率的要求，雙重壓力下，尋找一個大家可共享的穩定基礎就很重要。在此我們試著回到基本問題，因此將在所有的方法中都一直出現且對於帶來改變的介入具重要意義的治療行動、介入措施或背景設定進行研究。

在本書第一版的第一章，我們提出連續性原則，雖然我們注意到在各種應用方法以及其信念或後設理論之間，存在有很大的差異，但進入改變過程的條件都有共同性。我們將在這裡分享兩個主要的概念，對於變化推動者的工作是相當適切的描述。一個我們稱爲「去（偏離）中心化以朝向另類世界形成的經驗」（decentering into an alternative experience of worlding），另一個是「遊戲／演出範圍的擴展」（increasing the range of play）。

所有的「恢復儀式」（rites of restoration，我們對於一般變化推動者專業執業的稱呼）都有空間與時間的架構，讓它們與日常現實有所區別。在這些改變的容器中，我們思考「專業的」變化推動者所扮演的角色，這些人或因被授命，或因經過特別的訓練，而成爲這樣的角色。然而，當我們尋找更普遍的特徵時，我們了解到，我們也需要查驗在這些恢復儀式的進行中所產生的、與現實分離的現象。

在日常生活中經驗到的個人無能與情境限制，可以說是正在受苦或受難的人，其世界形成（worlding）的習慣性經驗的一部分。

求助的人已經達到「臨界」或不舒服（dis-ease）的「邊緣」。當問題被封閉起來，看不到任何解決之道時，我們稱之爲「卡住」（stuck）、「撞牆」（against a wall）、「走投無路」（cornered）、「死路一條」（having reached a dead-end）或「原地踏步」（treading on the same spot）。這些意象暗示著某些限制與界線阻礙著找到舒緩之道的可能性，彷彿沒有空間可以逃離這種無力感似地。求助的人會感到缺乏逃離的技巧，或是缺乏製造更多空間的資源，或者兩者兼具。除此之外，覺得自己無能的人，經常也痛苦地覺得自己毫無價值；缺乏資源時，也會感受到責怪或自責的苦楚。我們說它是一種「水深火熱的情況」（dire straits situation）。

請記住這個現象的兩個特徵——處境限制與個人無能——是互相依賴的。這種困境可能是現實的（例如失業）或是幻想的（例如妄想症）。求助者的「世界形成」經驗，似乎都是封閉的，沒有出口，缺乏適當的「遊戲／演出範圍」（range of play）。

即使恢復儀式在空間與時間上與日常生活能清楚區分，它還是有與現實接續之處，在與世界形成的習慣經驗有所連結的互動中（例如對話的語言或非語言的線索），現實是被具體地強調的。例如在一個治療過程的開始與結束時、變化推動者用來熟悉議題、困難或衝突的「充盈」階段（“filling-in” phase），以及用來澄清或詮釋的「豐收」階段（“harvesting” phase）或反映階段（reflective phase），都是清楚可見的。

然而，我們有興趣的是，大部分的恢復儀式會透過涉及想像的實作，引發一個或數個**另類世界形成經驗**的階段。例如：

- 聚焦在夢、靈視等等。

- 白日夢、自由聯想或引導想像。
- 願望導向的會談，例如「如果這樣……會發生什麼？」
- 身體語言與其想像上的可能性（「你的肩膀在說什麼？」或「這個姿勢在表達什麼？」）。
- 進行藝術活動（戲劇、繪畫、戴面具、儀式舞蹈或表演等）或其他創造性活動。
- 使用藝術作品（音樂、文章、向片、圖畫、電影等等）。
- 使用認知性想像方法，例如「換一個角度」。
- 用圖畫進行去敏感（desensitizing）。
- 腦力激盪。
- 使用隱喻。

在這種階段中，求助者經歷世界形成的方式不同於日常生活的習慣那樣。通常，透過變化推動者的幫助，使用想像力，不必然需要進入恍惚出神的狀態，就可以以不同於日常習慣的方式經驗世界。在這個想像空間所發生的事情，是令人驚訝或是無法預料的；這確實是一種「別的」、「另一種」世界形成經驗。重要的是，從想像空間浮現的事件或事物是無法預期的。在夢中，這個現象被完整地經驗，不受人爲控制，這和自由聯想、引導想像法一樣，都沒有進行控制，相對來說，藝術學科的實作則是有一些控制的。只有在藝術中，圖像的「事物化」

（thingly）呈現，可以同時被目擊。

另類世界形成的經驗以及想像力的邏輯

在浮現的想像空間中，事物雖然令人驚訝、無法預測、無法預期，不過依然是合乎邏輯、可被描述的。然而，這些事物與它們在日常生活及其敘事中的發生是有所不同的。這樣的差別，擴展了受到日常生活限制的「遊戲／演出範圍」，這範圍原來只反映在沮喪故事裡。變化推動者應用某些方法把兩者連結起來，去找尋可以舒緩沮喪與帶來改變、澄清或理解的切入點。在心理治療中，這個連結通常被稱爲「詮釋」。

從世界形成的另一種經驗引導個案**退一步回到日常生活中**，是恢復儀式的一部分。大部分的變化推動者相信，如果想像的邏輯在其象徵意象上有被理解，並爲日常現實找到意義，那麼我們與日常生活的關係就可能開始不同以往。心理治療的不同學派可以由對這個過程的詮釋理論（詮釋學）來加以區別。在這裡，必須了解根本的一點，任何引導退一步回到日常的過程，就是一種詮釋行動。理論上的差異存在於認識論上的預設，也就是「誰」（個案主與／或變化推動者）以及是「什麼」（後設理論）在那個步驟中引導我們。即使是所謂「現象學」取向，當它是被浮現的「事物」所引導時，也是一種詮釋、一種反應或答案。

有兩種另類世界形成的經驗來源可以在日常生活中確立。除了想像的象徵內容之外，還有一種情感的感官經驗，特別在身體取向，以及某種程度上在包括從藝術取向、「聚焦」以及諮商到很多心理動力以及人本學派的所有其他心理治療實作中所強調的。另類世界形成經驗的兩種來源，經常在詮釋過程中被運用。

結果，另類世界形成經驗的各階段就被一個入口與一個出口架構起來。在入口，案主離開受困的日常生活邏輯，進入想像的邏輯。在出口，我們面對差異的面質挑戰。這個，「進與出」可以重複多次，或者可以與一個療程中間的長階段相關連。所有另一種經驗的「進與出」，其特徵就是「去中心化」（decentering）與「遊戲／演出範圍的擴展」（expanding the range of play）。

- 我們所謂「去中心化」，是指離開充滿問題、陷入「死胡同」情境的狹隘思考邏輯與行動，進入想像的邏輯那令人驚奇、不可預測、無法預期的開放性中。最後，變化推動者用一個集中階段來結束去中心化階段，把這兩者聯繫起來，努力尋找和緩。
- 提供「遊戲／演出範圍」與求助者所經驗到的情境限制做對比。

去中心化，另類世界形成經驗的必備條件

我們觀察到去中心化產生的正向效果，在很多理論中都有顯露出來。例如瓦茲拉威克（Watzlawick）就告訴我們，將心力集中在有困難的事情上，會帶來產生更多相同情況的傾向，因而讓整體情況更加惡化。一個去中心化的態度，可以讓我們像是腦力

激盪般地被引發了什麼，打開走向預料外的解決之道的大門。

關於想像力的各種理論說明了想像力並非完全不可控制；它只有在其不可預測中可以被預測。我們可以區分三種想像力的領域。夢的空間是最無法被控制的；白日夢與出神空間可以有一些引導；藝術活動則兼具夢與白日夢兩者的特徵。然而，想像力的現象只有在藝術作品中被具體化，可以同時被「藝術家」與見證者看到、聽到或碰觸到。這些想像領域的重要性，被心理分析對於無意識象徵主義的闡述、人本學派把內在資源視爲人類潛能的認可、以及現象學派把藝術想像視爲塑造意義的存在活動的觀點所確認。榮格早就寫過一些文字宣稱藝術行動有其特殊的價值，因爲它是可以被目擊的物性之夢。他認爲繪畫並不是把夢畫出來，而是在畫布上延續著夢。

我們在去中心化活動——這種打開通往預料外的驚喜之門——的脈絡中，所使用的語彙通常是「自發性」（spontaneity）、「直覺」（intuition）等。雖然這些語彙來自與我們不同的理論背景，它們依然指出了透過遠離（distancing）而走向另類世界形成經驗的方向。

求助者透過進入想像空間，走出狹隘情境與個人限制的出口，使得在這樣的去中心化之中也遠離了個人的命運。這個遠離發生在榮格學派於原型神話學的容器內所做的分析中、在把戲劇世界的角色或故事關連起來的戲劇治療中、以及在敘說的歷史多重性內進行遠離的後現代心理學中。

感知互動的去中心化：去中心化的「實作」藝術

即使所有涉及想像力的去中心化方法提供了上述另類世界形成經驗的機會，在這個脈絡中的藝術過程，提供了感知互動去中心化的獨特選項。

直接見證藝術作品作為想像的物質化：出現物性（thingly）的行動或物品，例如一幅畫作、一個雕塑、一首詩、一個景象、一首音樂的即興創作、一個舞蹈或表演藝術的作品，就會被案主與專業的變化推動者直接目擊。在這種情況下，我們並不像他們在談論夢境、神視或白日夢那樣，單單依靠案主的詮釋。關於夢的故事並不會顯露案主原來看到的景象，而是我對那個故事的印象，那本身就是我的案主對原來意象的解釋。在想像的藝術模式中所做的詮釋，發生在「第三種」事物的出現中，也就是在過程中浮現的物性作品裡。在這物質化的浮現基礎上，行動與對話的面質場域（confrontational field）得以成立。正如博登海默（Bodenheimer, 1997）所言，這個面質場域多多少少是以遊玩、探索的態度來經營的，可以引導到「解釋性的詮釋」（例如深度心理學、生物能量學以及精神的學派）或「解答性的詮釋」（例如存在、人本以及聚焦的學派）。

在塑型的物性過程中的介入：在實際塑造物質的基礎上所形成的想像的現實，其複雜性允許了介入的產生，那是具體的、而且精巧地被放「在表面上」的。這些介入可以用來建立基礎與測試現實。例如，我們可能在繪畫時進行探查，因此建議用比較大張的紙、顏料加多一點水或是閉上眼睛一會兒。同樣地，我們可能建議一個「舞者」使用大一點的空間，或是建議一個「音樂家」增加樂器的聲音。

以「藝術作品」進行的介入：從另類世界形成經驗與其現實的「入與出」，可以透過藝術作品此時此刻的狀態來加以分辨：變成「事物」的開始、成爲的過程以及結束。作品在其可以被掌握的出現中，提供了很多選項，幫助我們在不同的現實中進行分辨。舞台、畫布、工作室空間、觀眾空間以及世界形成的習慣性經驗是具體的，感覺與運動上都是清楚明確的。例如在劇場，一個殺人的行動並不會帶來眞的救護車與警察；但可能是另一個女演員提供了這些角色。同樣地，一幅火的畫並不會提高房間的溫度，但是可能引起燃燒的恐懼或營火的喜悅。小說以這種方式成爲現實，以知覺到的或製造出來的經驗的完全力量，探索某些圖像，但在這「景象」中並不會有實際上的後果。

個人增能與情境上因應藝術作品的成就：如同我們在這序言開頭所說的，沮喪或不安的經驗，顯示了情境上的限制與／或個人的無能。然而，在藝術取向的工作中，有限的資源架構內卻存在著帶來增能與成就的情感經驗（實際上的、非象徵性的）。那是屬於任何藝術取向治療師的基本技巧，使本身不是藝術家，且常覺得「沒有天賦」的個人，感到能夠投入某種藝術中並獲得滿足。此外，這些專業的變化推動者受過訓練，理解藝術的一個基本現象：在有限框架中的有限資源，其角色是爲了通向美。

結果，藝術取向的去中心化經驗，實際上是在有限情境中找到資源因應的經驗。求助者可能表達了沒有畫圖的能力，此外也可能抵抗只用黑色與白色作畫。然而，到了最後，我們可能站在一幅有意義的畫作面前。

飲食與醫藥：「飲食與醫藥」這個概念是遠遠超越了身體上的新陳代謝的。「飲食」（diet，希臘文是 *diaita*）這個詞原來的意思是一種生活方式，後來用來指稱對維持健康的生活方式的管理；最後它完全指飲食習慣。在生理、心理的理解中，我們可以把它擴大到對心靈或靈魂有節律的滋養。就這個概念來說，「飲食」也關係到心靈滋養與新陳代謝的正確規範。藝術創作在這個意義上，可以視為健康飲食的基本部份。

我們對於醫藥可以以類似的方式的思考。一個物質必須有兩個特徵才能稱為醫藥。首先，它必須是組成的，可以被系統代謝；第二，它要能以建設性的方式與系統中自我調節的力量互動。藝術作品是日常生活與想像事實之間相互結構關係的一種現象，是恢復儀式中不可思議的實體，它特別適合有問題的心靈系統的新陳代謝。事實上，我們可以把藝術作品視為是完全為了那個系統而來的，但從現象學角度來看，不應視為該系統的鏡像或系統認同的表相（Knill, in Levine & Levine, 1999）。傳統上與藝術作品相連結的方式有很多，也滿足醫藥的第二項指標。感知互動表達藝術治療的超個人理論，對於鑲嵌的圖畫如何具有圖騰或祭台特徵、大聲念出來的詩如何有類似祈禱或梵音的效果、一首歌或音樂如何可以撫慰人心、戴上一個面具如何可以幫助平息恐懼等，可以給出線索。在去中心化階段，藝術的實作提供了「開立處方」的可能性，效果可能可以延續到治療期間結束後，例如底下的幾個例子（Knill, 1999）

- 每天畫圖！去你的畫架而不是電視機前面（「飲食」）。
- 每當你的思維被那個主題卡住，就去讀今天對你有幫助的那首詩（「醫藥」）。
- 把這個雕塑放在一個看得到的地方，每當你再度迷失在這些疑慮中時，就看看它（「醫藥」）。

提供「遊戲／演出的範圍」——對另類世界經驗不可缺少的條件

在一個演出空間中，像是「宛如」（doing as if）、「我們現在可以是……」（we could now be）等等，總會有時間、空間或情境的面向。這些「時段」（spells）可以跟日常生活的空間、時間以及情境有所區別，朝向另類世界經驗開放，有著無法預見也無法預測的選項。

透過想像力來拓寬遊戲／演出範圍這個想法，在**衝突解決**（Conflict Resolution）的實作中是一個很普遍的概念。在這些實作中，衝突被視爲一種缺乏選擇、使涉入者感到困在爭執中的情境（精神官能症也可以理解為困在衝突中的一種狹窄情況）。因此，去中心化透過開放新行動與新思想的選項，提供離開衝突地帶的機會。

基於**系統理論**（Systems Theory）的治療方法具有一種預設，透過擾動（perturbation）與擴展遊戲／演出空間二者同時介入，可以有效產生令人驚奇、自發又充滿詩意的改善過程。在這種演出中，發現與害怕兩種動力處於平衡狀態。藝術學科可以視為演出的學科，藝術家的探查就是一種擾動，在架構與學科的限制（材料、空間、時間和手段）所界定的演出範圍中，會發生自我組織的現象。治療者就是系統中的遊戲者，他並不玩家庭習慣的遊戲——這是家庭治療中受歡迎的說法，對於很多表演藝術取向治療來講也同樣眞實。很多音樂治療師也會跟個別個案一起使用這個選項。

我們對「演出」（play）、「遊戲」（game）、「藝術的演出學科」（我們會說「表演音樂」、「看一場演出」、「扮演一個角色」）之間的差異進行區別。有趣的是只有遊戲治療師能夠參加結合所有心理治療學派的組織。我的猜測是，無論遊戲治療師來自什麼學派，他們都共享了對於非指導性的遊戲方法的強烈信念，所以這樣的組織才能存在。如果我們進一步延伸這個論點，那麼所有藝術演出（play of the arts）或儀式演出（play of the rituals）的變革推動者，也很可能有共同的分母而結合在一起。也許困難就在這個問題的答案中：為何非指導性的兒童遊戲治療如此成功，使得很多表達性藝術治療師在與孩子工作時也使用，但和成人工作時，是什麼因素使他們執著於藝術或儀式演出呢？

要回答這個問題，我們必須看看兒童遊戲與成人戲劇的差別。與成人相較之下，兒童還能接近咒文與魔法；他們可以用一個句子對一個場景或角色下咒語，通常沒有舞台也沒有道具；「你現在當爸爸」、「我要醉了」等等。成人失去了這種天眞無邪，所以對成人而言，演出需要儀式化。本質上，我們對於提供兒童與成人的演出範圍進行下列區別：

- 透過非指導性的遊戲來提供一個遊戲範圍給個別兒童，在表達藝術治療中對此有完善的建立。例如性傾向、酒癮、死亡等主題可能會出現，並不比諸如生氣、憤怒、悲傷或極端的退化等議題有更多的困難。原因是兒童的天真、無邪以及他／她可以用「咒文與魔法」進出想像。（遊戲治療師也知道當和受虐兒童工作時所需要的預防措施）。
- 然而，在這些困難的領域中，治療師知道且掌握到的成人現實的經驗與潛能，需要一種有紀律的演出形式，一種可以促進分辨現實的架構。那麼，用表達藝術來提供「演出的範圍」是有益的。表達藝術可以提供：舞台、畫布、舞蹈工作室、藝術工作室，讓人進入虛構中。儀式容器讓人可以充滿遊戲地進入這些主題，因為這些架構可以清楚地區分各種現實。古老的「死亡之舞」或「世界遊戲」（在瑞士艾恩希德倫的村落社區，仍然有在迴廊前面表演）讓社區成員演出所有角色與場景，有的黑暗，有的光明，都屬人性的一部分，不用擔心會像在日常一樣受到制裁。這是我們可以稱為「古老儀式劇」的一個例子。

感知互動的去中心化如何提供有紀律的「遊戲／演出範圍」？

在恢復儀式中藝術的實作——一種給成人的遊戲治療：自由與限制提供藝術中所有遊戲的架構，透過一般理解的藝術傳統，可以區分各種現實／事實。除了急性臨床情境之外，我們通常可以找到一種默會的知識，以及個案都相當理解、存在於劇場、電影或歌舞劇中的「想像的現實」，即使幻想認同有時候可能相當強烈。同樣地，流行舞台（德文中的Volksbühne）依然是一種遊戲般地、探索不同現實的架構。任何藝術學科的良好指導結構，都可以讓一個人塑造一個很難表達或探索的困難主題，而且如果有適當的解釋，可以對這些架構建立非常默會的知識，來思考案主自身問題的情況。可以說，藝術學科是希望之錨，幫助我們離開自己對於自身的概念或命運那狹隘、單一的敘事。

藝術學科允許清楚的介入：界定一個藝術學科關於空間、時間、素材以及塑造方法等架構的限制與界限，屬於藝術創造的傳統。因此，關於界限和架構的**介入**很容易被接受與了解。這些介入和在遊戲過程的介入很可能限制遊戲／演出的範圍，但是，它們通常不會限制演出的行動與其內容；相反地，他們使得演出不那麼有威脅。此外，介入幫助區分各種不同的現實。這種介入的例如可能如下：

「現在待在你的馬林巴琴旁邊吧，如果你等一下要改用鼓，下一次即興演奏就拿一個沒有在用的；湯姆的鼓現在正在用！」（在打擾別人打鼓的事件中）

「這個角色只有在台上才存在；下了台，你當下就是演員瑪莉；現在我們要討論下一幕。我們馬上就要開始了！」（在角色混亂的情況中）

這些介入的好處是，它們立基於藝術工作室實作的默會知識，而不是道德勸戒行動。

藝術中的演出是一種聚焦：在有紀律的藝術演出中，催眠般狀態的出現是聚焦在「表面」，並在形塑行動中的材料、結構以及形式上表現出來。這個形塑過程的內在挑戰，就是與日常現實的習慣性世界經驗有存在性的關係，因此可以在象徵上與經驗上具有意義。個案透過藝術形塑所產生的挑戰，與在習慣的世界經驗中所產生的挑戰具有類比的特質，這裡面可以找到意義；透過形塑作品，個案產生一種有能力的經驗，可以「移轉」到日常現實的受限情境中。

演出是一種經驗學習：藝術生產的成就是一種使能

（enabling），具有美的價值，可以引發「感動」，或「觸動」我們的反應。所以，對於有紀律的藝術演出所呈現的「圓滿」的直接反應，也是一種學習經驗，提供個人有能力因應情境的經驗。這種經驗同時在認知上與生理上都會產生效果，我們可以在參與者的情緒、心情以及聲調上觀察到這點。這種因應過程也可以視爲一種訓練或「練習」，讓求助者學習因應生活中的情境限制與個人無能。從認知的參考架構來看，藝術過程的因應經驗就是在對抗「我無法完成任何事」、「我沒有天賦、我沒有資源」等這一類的信念。然而，藝術取向治療所包括的層次，不只是認知論辯層次：

- 這種治療形式也是重複成就經驗的豐富練習。
- 這是生理、心理上具體的經驗，讓情緒與認知推理都可以進行。
- 這是可以**觸動**人的感官美學經驗，一種「靈魂的滋養」。所有的感官都會用到；而且在其美感中**頗具意義**。
- 美是一種觸動人的東西，可以引起人的動機也讓人信服，跨越認知推理以及抗拒和恐懼的邏輯所建立的障礙。
- 在重複性的因應經驗中，個人缺乏能力與能耐的信念受到挑戰。此外，創造作品的行動帶給觀看者滿足與愉悅，也是對這些信念的對抗。把美感帶入群體中，讓創作者與觀眾都得到回饋，這是一種貢獻。由學習理論的角度來看，我們可以把這種經驗視為美學上的回饋或是有益的「靈魂糧食」。

- 藝術取向治療也是一種帶來發現的經驗場域，促發我們的好奇心。這種發現是一種基本的感覺運動與認知學習經驗。那麼，挑戰就是把演出場域的發現經驗與案主日常現實的議題連結起來。

在傳統對於因應的理解上，有結構的練習是根本的。然而，在感知互動的去中心化中，這種過程受到一種開放的、充滿注意的支持態度所引導，對話是以開放性的問題來引路。藝術實作的開放性，對於藝術創作與／或演出中取得材料與浮現象徵，都是必要條件。在藝術實作中，這個向度不被習慣性的世界經驗邏輯所限制，也不必然可以透過平常的因應方法來獲得。這種開放性讓我們有機會遇見隱藏起來的東西，而且可以成爲使用的資源。結果，各種選擇就會出現——對日常生活各種限制的行動或反應，就有了新觀點、幻想、想法、景象，以及種種其他方式。

參考文獻

- Chodorow, J. *Jung on Active Imagination*, Princeton University Press, 1997.
- Bodenheimer, A.R. *Verstehen heisst Antworten*, Reclam UB 8777 Stuttgart 1997.
- Fink, E. *Spiel als Weltsymbol*. Stuttgart: Kohlhammer, 1960.
- Knill, P. "Soul nourishment, or the intermodal language of imagination," in *Foundations of Expressive Arts Therapy: Theoretical and Clinical Perspectives*, Levine, S.K. and Levine, E. eds., Jessica Kingsley Publishers, London 1999.
- Levine, S.K. and Levine, E. eds *Foundations of Expressive Arts Therapy: Theoretical and Clinical Perspectives*, Jessica Kingsley Publishers, London 1999.
- Levine, S.K. *Poiesis: The Language of Psychology and the Speech of the Soul*, Jessica Kingsley Publishers, London 1997.

註釋

1 我們把「現實」（reality）視爲「世界」（world）的同義詞。所有的經驗都是在世界之內，我們在這裡使用「世界」這個詞的時候，並沒有加上定冠詞 the，因此並不是指某個事物或對象。我們是所謂的「在其中」（within it）或「世界的一部分」（part of world），因此世界在某種意義上也在我們的思考與行動之中。所以，我在正文中用了「世界形成」（worlding）這個詞。（Cf. Fink, 1960）。

【引言】

我對各種藝術學科都有所偏好

瑪格麗特．史奈德（Margaret Schneider）／時為萊斯利學院研究生

我最喜歡的模式，是可以幫助我從一個洞見、心情或狀態中移動到另一個的那種——並且從先前的模式中拉出意義與動力，在下一個模式中做出更完整的表達或改變。

我誦唸或歌唱，以集中情緒與熱情，駕馭那些情感的波動，進入我下一個行動。

我跳舞，在自己因某種受困的情緒而麻痺——感覺到受傷、僵硬……緊張的時刻。它讓我的痛苦消失，再度回到這個活生生的世界。

我寫日記，在我覺得散亂，或正在處理我的人際關係時……當我感覺不到自己究竟活在怎樣的故事中，為什麼是這樣的故事……，它讓我察覺我生活中的敘事。

我寫詩，作為一種魔術——以重塑存在的型態，看得更深，直搗奧秘……

我做菜，在那些有太多人、太多計畫或事情拉著我的時候。當我做菜的時候，我停止思考，開始被同化。把所有的東西丟入鍋子裡，一直煮著，直到變成湯。然後，我就吃著，感覺再度有了力量，可以再度面對每一個人。

……我畫圖，把我感覺到的狀態、內在強烈凝視的對象畫出來，認同它們、跟他們對話……我一直畫著，直到一種協調、起著催化作用的秩序、形式浮現……

我喜歡跟人一起打鼓——透過旋律，沉浸在與人的交流中，令我感到痛快、著迷……

我活在我的「藝術」中。它使我著迷、定義了自己。它是我聚焦、涵容且看穿自身欲望的方式——與它們共舞，我因而可以與人接觸，而不致被淹沒……

藝術消化了我，使我可以接近世界。我無法想像只被一、兩種藝術模式消化會是什麼樣子。我希望所有來自天上的力量盡情享受我——成為諸神感知互動饗宴中一道可口的美食。

寫於 1993 年

【序】
本書是創作靈魂的凝聚

雄恩．麥克尼夫（Shaun McNiff）／多元模式表達性治療大師

過去十年來，我一直力勸保羅．尼爾把他表達治療的實施過程寫成書。因爲從一九七〇年代後期開始，我一直看到研究生購買他的博士論文影本，一直到現在，那是關於他所發明的感知互動表達性治療的唯一英文文本。保羅的書《表達藝術療法》（*Ausdruckstherapie*, 1979，書名暫譯）以他的母語出版，這讓美國、加拿大以及以色列的學生必須費心去搞定影印的標準版。我說：「保羅，我們都知道這本書一定賣，大家需要操作示範，渴望知道更多。你得用英文寫一本關於這個主題的書。」

現在我們終於有了這個文本，呈現感知互動表達性治療的原創理論與實作，並結合了近來關於想像、美學、透過藝術進行的研究以及像有效事實（effective reality）這種把藝術整合在治療中的概念。保羅與海倫．巴爾巴（Helen Nienhaus Barba，編按：即本書作者之一海莉．福克斯）以及瑪戈．法契斯共同推動這本書的完成，閃亮地每一頁照耀著團隊合作的光芒。

1974 年我在麻州劍橋的萊斯利學院（Lesley College）研究所成立藝術與人類發展研究所時，我一開始有個想法，認爲我們需要一個以傳統博雅教育（liberal learning）爲典範的創造性藝術治

療碩士訓練課程。我們想透過廣泛、充分投入所有表達的完整幅度，來凸顯我們對深度的強調。那時我們覺得，既然我們的病人與學生經常用各種媒介在表達他們自己，因此訓練我們自己在他們所在之處與他們相遇，就很有意義。我們本能地知道，透過統合各式與表達相關的系所，能提升想像力的活力。由於這類的研究機會不會在其他學院出現，我們感覺到自己被賦予這項任務。

在最初招募師資的幾個月，有人介紹我認識保羅．尼爾，當時他是塔弗茲大學（Tufts University）的訪問學者，從皮亞傑的觀點來教音樂。他在萊斯利也開設類似的課程。當我向他提出多元學科表達治療課程的想法時，他像是如魚得水。對我而言，他當時的反應，在我們這二十年來的關係中一直獲得證實，他不斷地、完全支持我那無可救藥的癖好，想要開拓新的實踐與思考方式。

早期幾年，我感覺到藝術研究所的總體藝術作品（Gesamtkunstwerk）哲學，或稱爲總體表達（total expression），把保羅靈魂中鍾愛的圖像做出了外在的表現，等著被人理解。他畢業於瑞士科技研究所（Swiss Institute of Technology），具備多元學科的背景，他是個音樂家、表演藝術家、教育心理學家以及經理人，與我們當代講究專業專門化的信條頗有違和感。他投入很多東西（viele Dinge），還有古典歐洲各種觀點的論述。但他最重要的貢獻是建構我們的社群以及表達治療的專業，他在這些工作中注入了他生命的魔法。我並不想過於濫情或模糊焦點，但任何跟保羅一起工作過的人都知道他多麼能召喚神聖又令人著迷的醫治。這是表達治療的核心方法，某些東西明確地出現卻又難以解釋。這份工是個讓神聖出現的活兒。

這個把我們緊緊團結在一起的願景，清楚地把我們的方法，與那些把藝術移植到行爲科學或醫學治療模式中的方法區隔開來。藝術家肯定能與來自任何想的到的學門的治療家合作，但是藝術醫療鮮明的特性，應當被強化而非稀釋。

有趣的是，有多少人在將特定的藝術學科與醫療模式下的治療混合之後，就認爲將不同藝術學科整合會稀釋個別的成分。我認爲他們這是所謂的投射，把他們自己不想要或不理解的特質放到別的東西裡面。從歷史來看，我們可以看到不同的藝術形式總是彼此滋養與深化，越是異花授粉的學科，就越有生命力。

雖然海倫、瑪戈、保羅和我都共享心靈工作法的價值，我們運作的方法卻各有不同。在一個共享的理念中，實作細節的個別化是一個我們在治療訓練時要加以強調的重點。不管是對於新手或訓練有素的治療者，我能夠給的最好建議就是，仔細閱讀這本具有重大歷史意義的文本，然後用你自己的詮釋與貢獻來進行轉化。這個持續在質變（constant transubstantiation）的藝術哲學把我們跟其他傳統區隔開來，其他傳統透過閱讀並跟隨文本，將他們的經驗建制化（institutionalize）。我認爲最重要的一點，就是讓海倫、瑪戈以及保羅的努力像不斷傳染的想像力，從他們那裡傳給你，然後傳給別人，也許最後傳到他們那裡。這是一個難以預料的影響力，它迴旋移動，而非線性前進。

一個表達藝術治療師可能規劃經驗或儀式，當計畫實施之後，發起人往後退一步，讓它依其內在的目的去發生。其他人，或是我剛剛提到的想要介紹不同操作方式的人，可能覺得在個人與團體心靈中所運作的素材、場所以及力量多半存在自身之內，更勝外在的鼓舞與結構。在一次活動期間，可能出現將所有藝術整合爲保羅所謂的「感知互動」的運用；另一次，我可能只是畫畫、只是打鼓、只是舞蹈。我不能過度強調《靈魂的吟遊詩人：感知互動表達性治療入門》必要的多變與自發的方向感。圖像與表達穿透我們，就像天使與魔鬼知道他們的道路。他們是想像力的醫療仲介，用靈魂來治療靈魂的失常。

瑪戈、海倫跟其他優秀的執業者，如史帝夫．理文（Steve Levine）[1]，將表達治療帶入新的創作世代。他們研究了保羅那些經過二十年嚴格測試的方法，然後把他們個人的詮釋帶到工作中。他們幫助這個學門更加堅固，成爲臨床執業的主要模式。

當我回顧第一代的實驗，我必須提到諾瑪．肯納（Norma Canner），她是個繆思與資深的嚮導，幫助保羅與我建立共同目標。她總是充滿愛，把我們一群人當家人看待，同時持續用聲音、詩、音樂、戲劇、視覺影像以及身體取向的心理治療，擴展她的舞蹈與動作作品。諾瑪在我們的團體中是最主動的學習者，她讓我們了解多元學科創造性藝術治療需要投入終身的教育、不斷的開放心態與新的挑戰。

保羅、諾瑪跟我聚在一起成爲願景的仲介人，瑪戈與海倫代表從我們這個研究所走出去的下一波新浪潮。當我閱讀這本書的手稿時，我感受到所有人及其創作之浮現。這本《靈魂的吟遊詩人：感知互動表達性治療入門》將所有創作靈魂聚集在一起，除了作者們，整個創作社群還包含所有藝術家與其後代、這個傳統所訓練出來的治療者、全世界受過他們服務的人群與地方。這本書開創並慶祝一個知名的國際運動，驕傲地在心理治療與藝術的歷史中佔有地位。見證這個創造的我們，必須把這段故事說、唱、舞、畫出來，保存並光榮我們的傳統。

表達治療是靈魂傳染的學科。它透過想像力的媒介，神出鬼沒地來到我們中間，從完整的靈魂光譜取出良藥。在尊崇冒險精神，以及透過與靈魂目的及智慧共鳴的**參與奧秘**（participation mystique）來建立深度安全感的情況下，這個工作將讓人收穫最大。我們需要《靈魂的吟遊詩人》，幫助我們在妨礙想像的專業化界線之外自由地跳舞，伊蒂絲．寇博（Edith Cobb, 1977）認爲那界線威脅了種族的存在。

我在感知互動表達治療與希臘萬神殿之間看到相似之處，世界的多樣性被眾所公認，而且每一分獨特都有其特定的價値。希臘神話說，諸神與諸女神在被供奉於神廟之後，祂們仍經常跨越圍牆。祂們是型態多樣的頑固靈魂，不被單一眼光或故事所囿限。祂們讓我們知道，一切事物都在改變，這是生命的基本樣貌。表達治療永遠不停地塑造靈魂，在那看不見、卻支撐著我們的諸神聖殿中，永遠在挑戰新的形式。

恭喜帕默斯頓出版社（Palmerston Press）出版了第二本表達治療重要的著作，這本書加上史帝芬．理文《創作覺知》（*Poiesis*，書名暫譯）這本書，我期待我們的社群後續有更多相關書籍出版。我們是一群創造者，不想要完全相似的後裔，那畢竟也不可能。所以何必活在那種幻覺中呢？按照威廉・布雷克（William Blake）的忠告，我鼓勵讀者研究感知互動表達性治療這門重要的學科，為自己建構將生命帶回靈魂生態中的系統或反系統，確認它影響著你的生活中。對於感知互動表達性治療的創造者，我想不出有比這更加令人喜悅的事了。

於　麻州格洛斯特（Gloucester, Massachusetts）

參考文獻

- Cobb, Edith. 1993. *The Ecology of Imagination in Childhood*（1977）. Dallas, Spring Publications.
- Knill, Paolo. 1979. *Ausdruckstherapie*. Lilienthal, Germany, ERES.
- Levine, Stephen K. 1992. *Poiesis: The Language of Psychology and the Speech of the Soul.* Toronto, Palmerston Press.

註釋

1　編註：史蒂芬・理文為歐洲高等學院（The European Graduate School, EGS）藝術、醫學及社會研究所教授，指導表達藝術的博士班研究，著有許多關於表達藝術的書籍。

【導論】
作為多樣性學科的藝術

當今大部分把藝術融入心理治療的執業者，發現自己被依所使用的藝術學科分爲許多學派與學會。其中比較受歡迎且有組織的學科，包括了音樂治療、藝術治療、舞蹈治療、戲劇治療以及詩治療等等。[1] 當治療師把它們綜合起來並勾勒出一種多元的模式，如我們在表達性治療的田野現場所操作的那樣，將會與側重不同焦點的同行們開始意見相佐。[2]

這種爭議一方面源自人們於對執業者能力的關注，怕同時做太多而一樣也沒搞好。畢竟**每一種**藝術學科都可花上一輩子的時間來研究與練習，所以這種看法會因應而生；一個治療師怎麼可能熟練**許多種**藝術技能？藝術治療師葛蕾蒂絲・阿吉兒（Gladys Agell，1982）是這樣說的：「與材料調情是不夠的，只有與材料相愛才能讓感受經驗與表達的成形相互結合。」

處在這持續的爭議中，藝術學科偏好專門化當然是有道理的——**要看他們出現的脈絡**。而我們希望呈現一種**完全不同的脈絡**，一種對於藝術用在心理治療上的全然不同看法——這可以爲藝術實踐上的古老多樣性傳統（tradition of multiplicity）找到基礎——萬物同道（Great Manifold which serves oneness）。

「感知互動」（intermodal）表達治療既不需要、也不鼓勵熟練許多其它治療學派，那些學派只專注在單一的藝術學科。相反地，我們要在**藝術傳統**（artistic tradition）中尋找最初的焦點，而那是所有的藝術都共通的。換句話說，感知互動表達治療**本身就是一個學科**，有其理論架構與焦點。如此一來，它就避開了專門化的缺點，不然會像亞伯拉罕．馬斯洛（Abraham Maslow）所說的：「如果你只有槌子，所有問題都開始看起來像釘子」（LeBoef, 1988, p.28 引用）。

藝術學科及其理論與實作上專業發展方向的爭辯有整合的需要，這在尼爾、麥克尼夫、理文和羅傑斯（Knill〔1979〕、McNiff〔1981〕、Levine〔1992〕、Rogers〔1993〕）等文獻中有整理的很好。但是這些文獻並**沒有**對感知互動模式理論有足夠的強調，包括其哲學基礎及其與表達治療的相關性。這本書的目的，就是要好好地說明這些知識。

提供感知互動表達性治療發展基礎的藝術傳統，是根基於人類的想像力以及不同藝術形式之間的相關性，也就是這樣的傳統，讓表演藝術、影片製作、編舞者、劇場與戲劇導演接受訓練，並具有說服力。在這裡，我們要把歷史上所有吟遊詩人、說書人以及部落藝術家都考慮進來才公平，他們沒有理由可以把工作細分為各種藝術專業學科。事實上，吟遊詩人的作品所帶有綜合形式的特質，這為這本書的書名帶來啓發，那些多才多藝的表演者不僅僅熟練多種藝術表演形式，也能感動觀眾的心。

很多例子都顯示，那些藝術家在訓練與表現上所達到的熟練度，是立基在一個或更多的基本學科上的；但是，從受正式訓練開始，他們就接受到一種特別的跨學科（interdisciplinary）知識與技巧，培養他們各種敏感度，例如一個影像如何找到它的「場景」或「劇幕」、透過怎樣的韻律、聲音或口語訊息可以表達得最清楚。表演藝術家可能來自劇場、視覺藝術、音樂、舞蹈或是這些學科的混合，但是為了得到顯著的影響，他們必須學習藝術傳統的綜合模式技巧，那可以被像結晶理論（crystallization theory）、多元美學（polyaesthetics）等理論所架構，我在底下會進行討論。偉大的影片與舞台導演並非「萬事通」（Jack of all trades）；他們是**感知互動創造力的專家**。

我們並不擅自認定感知互動表達治療師與這些大師們在同樣的水平上。這是不公平的，正如將舞蹈治療師與哈洛德．克羅伊茲柏格（Harold Kreizberg）或米凱亞．巴瑞辛尼科夫（Mikhail Baryshnikov）相比一樣不公平。我們**將**嘗試呈現的，是一種連結各種藝術的藝術傳統所具有的知識與技巧。我們同意它對表達治療師以一個或更多的基本學科為基礎是有助益的，那一種訓練並不僅僅是各種藝術治療的混合物。我們所倡議的是一種跨藝術學科傳統的專門化。

最後，我們要解釋各種藝術學科的本質，它們如何互動、如何建構發展諸如電影製作技術的基礎，這些技巧如此有力，透過它們在行動、姿態與移動、視覺景象、聲音、沉默以及話語之間的組合與移轉，有如影像的強化劑——就像薩滿用來讓夢境或想像說話的技巧一樣。我們將透過詳查音樂教育、藝術史、人類學、認識論以及美學等領域的研究，揭示感知互動訓練如何在各個專門化的藝術學科的各種學習程度上，都能夠促進熟練。我們這個世代的感知互動專家對於教學與治療都能提供很多東西，我們也強烈地相信感知互動訓練對於各類型執業者都具有價值。

第一章，回顧歷史上藝術跨學科在治療上的運用——這個領域透過不斷的、國際交談而持續進化。

第二章，澄清幾個關鍵詞彙並檢視我們對於現實的觀點，區分想像（imaginal）與表相（literal）的事實，並探索「有效事實」如何從這兩者中浮現。這個討論與後來查考美與治療意涵有關。

第三章，進入藝術的**治療本質**探究。我們查考美、愛慾以及攻擊，作爲理解這個本質的路徑。

第四章，聚焦在感知互動表達治療的應用，並討論其實作的細節與特點，包括表達治療中的治療關係與感知互動原則、方法及技術。

第五章，將對於表達治療領域未來的研究，提供一些想法、建議以及鼓勵。

註釋

1　這絕對不是完整的列表。事實上，使用其他藝術學科的可能性是無限的。說故事、照片、影片——甚至民俗藝術與準備食物——可以並且有時候在心理治療的過程中具備合法的角色。

2　1974 年，萊斯利學院開始在「表達治療」（Expressive Therapy）這個標題下提供研究所訓練課程。那時起，加州整合研究研究所（California Institute of Integral Studies）與歐洲研究所（European Graduate School）都發展了「表達藝術治療」（Expressive Arts Therapy）的課程。我們保留了最初的「感知互動表達性治療」（Intermodal Expressive Therapy）這個標題構想，是爲了與本書的第一版維持一致。

chapter 1

第一章

藝術在心靈醫治中的整合使用

她的故事說得越多
就越能夠放手
正如
她不斷改變故事
故事也不斷改變她

我們的故事與根源

我們就從檢視「我們的故事與根源」這個小標題開始吧。雖然這樣似乎有點岔題，但是對於我們所謂的「感知互動表達性治療」的相關概念，卻能提供很好的說明。

在感知互動表達性治療中，語言終究是一個很有力的工具。表達治療經常被錯誤地視爲非語言的治療，因而與其他形式的心理治療區隔開來。事實上，感知互動表達性治療既是語言的，也是非語言的。此外，在定義上，它避免與任何單一或某類別的藝術體系、形式產生聯想。[1]

感情與思想的語言表達對任何形式的心理治療而言都非常重要。但是在感知互動表達性治療中，語言不僅僅如一般那樣是一種解釋的工具，它在作品所使用的各種藝術體系裡都是極其重要的。**只要語言進入我們的藝術之中，它就也會進入我們在心理治療中綜合使用的藝術體系裡**。

那麼，「我們的故事與根源」是什麼呢？之所以邀請讀者一起回顧我們的**故事**，就是想讓讀者準備好，對於在此之前的事件能夠有一種想像的、而非如實的回顧。因此，我們要指出，人類的記憶在想像的領域中運作得最有效率。[2]

這個小標題的關鍵字當然就是「故事」。說故事是一種古老的藝術形式。收錄在此的內容，是一些引導我們走向感知互動表達性治療的故事，關於在心靈治療中如何整合使用各種藝術的故事。

在開始說故事之前，讓我們看一下小標題的第二個部分。使用「根源」（roots）這個詞，爲這些分享出來的故事提供一個理解的架構，賦予它們某種形式（form）。那種形式明確地喚起一種意象，彷彿有生命的纖維，餵食、滋養並支撐著一棵樹或某種植物——那活著、生長著、延伸著的實體，有完整的外觀，也有進一步伸展與劃出界限的空間與潛能。這個意象從大地深處開始，是一個建立牢固基礎的意象。請留意一下，抱持這種意象可以如何豐富我們理解語言的訊息。「抱持著意象」，或者如羅培茲 - 佩德拉查[3]所建議的「固守著意象」（而非任何對意象的單一詮釋），是感知互動表達性治療的基本認知。

在藝術活動跨越領域的傳統中，有助於我們對此了解的最古老故事，是來自於人類學。人類學研究顯示出，藝術、演出（play）以及想像如何密切地整合到人類的儀式中。我們將會進入對人類學根源的探究，並詳察藝術、演出以及想像之間的關係。

在這個討論之後，我們將分享一些與感知互動表達性治療相關的理論。有趣的是，與「理論」（theory）這個詞的原始意義（做爲「觀看」之意）最接近的詞，是「現象學」（phenomenology）。帕默爾（Richard E. Palmer, 1969）[4]評論海德格[5]的作品，說根據海德格所言，「理解的眞正本質，就是讓事物的力量引導……現象學就是讓現象引導的方法。」（p.128）。現象學取向對於成功的感知互動表達性治療是基本而必要的，也跟下面提到的其他理論相互協調，包括結晶理論（crystallization theory）、多元美學（(polyaesthetics）、感知互動理論（intermodal theory）以及整合與分離（integration and separation）。

演出與藝術、想像力與靈魂

藝術最純粹的形式最初是儀式活動，以細緻的方式表現出來，只有人類能如此展現，並且除了慶祝創造力與人類的潛能之外，沒有其他明顯的「目的」。[6] 所有藝術相互補充、互動，結合演出與想像，藉以頌揚我們的人性。爲了深入領略藝術在演出與想像中的角色，讓我們來檢視一些關鍵詞的起源。

演出

在英文中，當講到藝術時，我們習慣用「演出／演奏」（play）這個詞。我們會說「演奏音樂」或「演奏樂器」，或說參加一項「演出」。這個詞的字根可以在古斯拉夫語 *plesati* 與歌德語（Gothic）*plinsjan* 找到，兩者的意思都是「跳舞」。德文中，*spielen* 的詞源是 *spil*，丹麥文 *spille* 與瑞典文 *spel* 也可找到同樣語源，其詞源學的意義都是「跳舞」；「向前、向後以及向兩側踏出步伐」，還有「圍成圓圈跳舞」（Kluge, 1975, p.725）。

演出與跳舞以及圓圈的意象有緊密的關連。這個關係有助於區辨演出與遊戲（game），後者在英文中與打獵（hunting）有關。遊戲與打獵都表示一種有方向的、線性的、目標導向的「行走」；朝往獵物的路線。遊戲的目標導向行動，與演出的環形舞蹈，兩者之間的差異可以視爲時間結構的差異，時間在遊戲受到導引的活動中是線性的，但在演出中是環形的（Lorenz, 1987, p. 395）。

對那些演出的人來講，他們的滿足感來自於**演出本身**。相較之下，遊戲中的滿足感來自於**結果**。

在宗教傳統與部落的薩滿信仰（shamanism）中，演出和舞蹈也是彼此緊密相連的，正如我們在面具舞會、中世紀教堂劇（例如《但以理》〔*Play of Daniel*〕）、或是伊斯蘭教托缽僧的舞蹈中所觀察到的。任何除了表現生命喜樂之外沒有其他目的的活動，都具有神聖、崇拜的性質，例如一棵樹隨著風擺動，或是一個孩子玩著他的腳趾。

想像力

檢視「想像力」（imagination）這個詞能帶來啓發，因爲演出在本質上是與想像結合的。檢視這個詞的根源時，我們找到拉丁文 *imaginatio*，字根是 *imago*。*imago* 可以翻譯成意象（image），帶有更寬廣的意義。根據梅爾（Meier），這個詞的語源可以追溯到舊石器時代，指「在水中」或是「水中的倒影」。這個詞在瑞典文 *inbilla* 以及古德文 *inbilden* 的原本意義，是「投射到靈魂中」。靈魂與水也有很切近的關聯，如赫拉克利特（Heraclitus）[7] 所指出來的：

> 靈魂製造了用來產生夢的東西，從中升起的意象反映在人的內在，就像樹倒映在搖晃的水中。（Meier, 1988, p.210）

在我們偏好視覺的社會中，我們習慣把想像化約爲視覺圖像。因爲我們以視覺的方式理解意象這個詞，我們經常忽略想像的其他感官面向。事實上，人類的想像除了視覺圖像之外，不也有聲音、韻律、動作、扮演、口語訊息以及影片——甚至還有味道與觸感？想像是靈魂造訪之處，顯露出心靈深處。[8]

夢就是靈魂透過想像在說話。我們可能感受到游泳的**動作**、聽到歌唱或說著**話語**；我們可能經驗到殺戮的**行動**或看見城市美麗的**視覺影像**，或是聽到音樂的**聲音**與**旋律**。**想像是感知互動的**（intermodal）。

我們在夢中所感知到的動作、話語、行動、視覺影像、聲音與旋律，可以定義爲想像的形式（modalities of imagination）。我們無法控制它們；它們獨立自主於我們之外，按照它們自己的意向到來或是不到來，伴隨或沒有伴隨著話語。有些人確實從未夢過經由話語訴說傳達的訊息，只有影像。其中的形式或是交織在一起，或是隔離開來。「砍倒一棵樹」在夢裡是一個行動，但也傳遞了影像（一棵樹或一把鋸子）與動作（鋸）。在這經驗中，行動是特別突顯的事實。另一方面，當我們聽到聲音並伴隨著視覺影像，我們可能只單單記得言語訊息；這是想像的單一型態的性質。

做白日夢時，我們對於想像的形式比較能控制。我們在一個被引導的想像中依循著視覺影像，不過還是可能遭逢意料之外的情況。我們可能尋找特定動物的影像，皤然而至的卻是另一種動物，展現突如其來的行爲或突然說出一段訊息。換句話說，做白日夢的時候我們感覺到與想像共同演出，而在睡夢中我們被動地接受想像的材料。在藝術體系中，我們以創造者的意志處理那些材料，臣服於想像的領域，積極地形塑它。透過想像而到來的材料與令人驚訝的事件，要求我們遵循藝術的規範。

「創造」這個現象確實把人與其他生物區別開來，其他生物可能會做夢或想像，但不會投入這種以意志和紀律使想像具體顯現的神奇活動。我們的創造力使我們接受到深度的心靈素材，與之奮鬥並轉化它。難怪藝術活動在維持或恢復健康的儀式中總有一席之地。藝術與創造的行動建構了一種初級的過程，這過程事實上長久以來，一直做爲治療與痊癒的「連續性」（continuities）的一部分在運作著。[9]

那麼，任何藝術體系由於與想像力連結，便能在其他可以想像的形式中引發並找到進一步的表達。例如，一首詩，可以引發視覺影像，它有韻律，它可以透過描述一種行動，找到更多力量。海德格（1977）這樣說：「只有成形的圖像保存住視像（vision），然而成形的圖像卻仰賴著詩歌。」我們把詩當成一種與眾不同的藝術體系，但若細查，我們就能夠清楚地看到，當詩利用想像時，是如何利用了多重的形式，而且將我們帶入其他形式的藝術表現。同樣的，一首音樂、一齣戲，就像繪畫或小說，可能包含很多可以被想像感知到的形式：動作、扮演、圖像、聲音、韻律、語彙——以及留白。

總而言之，人類學研究顯示，很多文化都發揮想像力將藝術運用在演出與儀式中。在儀式中，所有運用的藝術全都一起流動著，有共同的目的，形成一個整體感。就是這種統整性，這種藝術的整體感，讓研究以及心理治療中跨領域運用藝術的方式能夠有所聚焦。矛盾的是，區分藝術體系與形式在研究中也很重要。透過結晶理論的研究，我們可以對於區分藝術類別及其在治療上的意涵能有更深入的理解。不過，首先讓我們檢視一下多元美學，它讓我們更加了解藝術之間的連結。

多元美學

1950 年代，德國著名的教育家、音樂家以及劇場導演羅舍爾（Wolfgang Roscher），發展出一種教導音樂、戲劇、舞蹈、文學以及藝術的跨學科方法。他倡導感知互動的即興表演，頗受好評，成爲歐洲許多學校、學院、音樂學校訓練的基礎。羅舍爾多元美學理論的基礎，來自他觀察到所有的藝術體系在某種程度上都牽涉到所有的感覺與溝通形式，無論藝術的感受或生成都是如此。

這一學派的音樂家所要訓練與精進的不僅是聽覺技能；對舞

曲的律動要能察覺，並結合能夠將涉及的結構、形式、顏色或音質予以視覺化的能力——結合對樂句與歌詞的詩意感受，對動機發展的戲劇性能夠理解——這些全都變得很重要。這個新的多元美學（Roscher, 1976）深化了達克羅士（Dalcroze, 1921）的早期研究。達克羅士是「達克羅士音樂節奏教學法」（Dalcroze Eurhythmics）的創始人（Bachmann, 1991）。羅舍爾則將應用推展到藝術與文學的領域。

由中華文化發展出來的藝術教育傳統也值得一提。在這個模式中，哲學、美學、音樂與視覺藝術的學習，伴隨著很多其他學養，形成一個**單一**的傳統。在培養藝術家時，學生都必須投入我們現在所說的跨學科學習。畫家會寫詩，經常將美麗的字體入畫。音樂家要研習所有的藝術。直到最近的數十年間，這種學習才遵循藝術專門分流而改變。

L. Liao（1989, pp. 171-174）認爲多元美學教育與治療不應忽略個別藝術體系的特性，而是應當發揚傳統智慧，將所有的藝術都視爲一個和諧整體的成員。要以整合的方式來進行教育，就必須使各種感官形式更加敏銳，這種感知互動的能力對所有藝術家都是非常重要的。Liao 認爲人類的本能是多重官能的，視覺官能並沒有排除聽覺，聽覺官能會被視覺強化。中國料理大廚總是認爲色、香、味必須俱臻完美。

在奧地利與德國，多元美學現在是一個建構完善的教育體系，羅舍爾本人目前在一所大學機構專門指導一項多元美學課程。[10]

多元美學對於感官知覺的教義，讓感知互動技術更容易了解。例如在舞蹈教育方面，認爲區分動作結構的能力符合感覺運動智能（sensorimotor intelligence）的發展。對於動作結構的感覺運動經驗，牽涉到時間與空間，這表示在舞蹈中的區分過程涉及空間方面的影像探索，**以及**時間方面的聲音探索。

如果觀察一個孩子以舞蹈即興表演一顆種子逐漸長成一棵大樹，我們會注意到她在音樂結構的緩慢改變中估量時機。此外，音樂也讓她不僅能表達出低處與高處、小與大或是矮與高的概念，還有對於醞釀、成形以及長成一棵樹的理解。對於時間與空間連續性的理解，就是從皮亞傑（Piaget）[11] 所謂的感覺動作期發展到具體運思期（Pulasky, 1971）。

聲音與靜默是音樂的表達素材。這個素材可以根據聲音的等級或品質來加以區分，也可以用形式或結構來區分。形式或結構的區分則是透過視覺與觸覺來加以促進。例如我們透過感覺平滑的絲與尖銳的石頭邊緣所學到的不同觸覺，幫助我們理解一段緩慢、圓滑奏（legato，平滑）的連續弦樂，被緊接出現（attacca，指不間斷演奏）的（尖銳）鼓聲突然打斷，這背後的概念是什麼。我們掌握一段音型（musical figure）上上下下移動或是從暗沉音色浮現明亮音色的能力，可以藉由從事繪畫活動來促進，這樣便有助於我們了解音型隨著其他音樂元素和發展所產生的變奏與轉調。

語言，就其於人際交流中所呈現的結構與內容來講，在多元美學的區分上與音樂類似。透過表達與感知來探索音樂時，我們可以得知口語結構的發展是依循音樂的進行與語法隨著時間的差異變化來運作。這些所有官能一同幫助我們理解音樂與詩的意義和內容。一首詩若是用唱的，或許更能深入理解，因爲我們透過感官獲得更多訊息。

基於感官形式的區分，以及就知覺、表達和認知的發展來講，多元美學事實上可以應用到所有藝術體系（Knill, 1979, pp.47-48）。

結晶理論

結晶理論說的是：人類有將心靈素材結晶化的基本需求或驅力；也就是說，使感覺與思想盡可能清晰與精確。當物質被有效地結晶化時，我們會認爲它是適當的、清晰的、正確的、眞實的。以結晶化做爲治療目標時，我們發現到藝術特別適合幫助我們更加邁近這個目標。

換句話說，在結晶這個隱喻中，我們觀察到微小的創造行動如何在一個「浸潤著」藝術想像的環境中「生長」，就像一顆種子一樣。透過這生長，種子的完整意義有如水晶般清晰而井然有序地浮現出來。結晶理論幫助我們闡述如何透過藝術的協助以提供最佳的條件，好讓浮現出來的圖像揭露其意義。

結晶理論與詮釋

結晶理論建立在現象學的假設上，即在心理治療的過程中，意義完全是從治療師與案主因彼此產生相關連而所出現的素材中浮現出來的。移情作用與反移情作用理論也是在相似的預設下運作著；然而，這些理論一般並不以藝術過程做為闡明意義的工具，這與感知互動表達性治療是不同的。結晶理論透過藝術內在創作的覺知（poesis）[12]之中的分化過程，以現象學的角度詮釋意義——亦即，用充滿想像力的、特殊的、精確的語言。

這裡我們再次想起韻文語言在很多藝術體系中都有一席之地，包括詩、說書、譜寫歌曲、戲劇、小說。雖然思考與想像似乎經常「不相干」，但在詩中，兩者還是完美地交織在一起。充滿詩意的詮釋使我們能夠在**脈絡**中找到意義，而脈絡顯露在以**想像的語言**所傳達的**文本**中。[13]詮釋的過程並不需要將影像、聲音、韻律、扮演、動作、詞語代換到理論架構中，因爲理論架構存在於脈絡之外，**不屬於**藝術——也許甚至不屬於案主與治療師。在結晶理論中，若心理學理論由外強加於涉入治療當下的人，反而可以視爲一個干擾性的背景對話，一種反移情。

溝通形式

在所有的藝術體系中，都可以看到種種感官與溝通的形式。例如在視覺藝術中，我們知道繪畫牽涉到感覺運動與觸覺。我們知道繪畫不僅透過視覺影像進行溝通，也透過顏色的**韻律**。一幅畫也可能引出一個描述**行動**的**故事**。

音樂不僅僅牽涉到聽覺，也包含感覺運動、觸覺以及視覺。它透過韻律與聲響，也透過引發強烈視覺影像的詞語／歌詞來進行溝通。

儘管藝術的本質是跨學科的，但根據各個藝術體系所偏好的感官形式來加以區分，是有意義的。這些區別對於上面提到的多元美學特別重要。下面列出各體系所偏好的特定感官：

- 視覺藝術：視覺
- 音樂：聽覺
- 舞蹈：感覺運動
- 文學與詩：聽覺與視覺
- 戲劇：聽覺、感覺運動以及視覺

想像的形式

結晶理論跟多元美學一樣，也對於想像的形式（包括視覺圖像、動作、聲音、韻律、扮演等等）進行區分。在歷史上，每一種做爲想像的工具的藝術體系，都在其各自的傳統中，以獨特的方式使用一種想像的形式，來收納清晰的內容。例如：

- 一個人可以談論、夢想或寫下視覺影像，但是**視覺影像**在**圖畫**與**雕塑**中結晶得最清楚。**沒有任何視覺藝**

術不含有視覺影像。

- 一個人可以隨著音樂、故事或場景移動；或者一個人可以透過**運動**的圖畫來描述動作；但是透過舞蹈的結晶化來經驗**動作**是最好的。**沒有任何舞蹈不含有動作。**
- 一個人可以說、寫、唱或畫出**扮演**，但是讓人印象最深刻的形式就是在舞台上以一個場景來表現，猶如**戲劇**一樣。**沒有任何戲劇不含有扮演。**
- 一個人可以有節奏地移動、走路或講話，或是用聲音、哨聲或呻吟聲進行溝通，但是我們在**音樂**的結晶化中最能夠體驗到**聲音**與**韻律**。**沒有任何音樂不含有聲音與韻律。**
- 一個人可以用語詞來表達視覺景象，或描述風景、戲劇動作，但是在說故事或寫**詩**時，**語詞**是最受到強調的韻文元素。**沒有任何詩不含有詞語。**

這些觀察爲我們指出一個事實，即我們也透過多種形式進行溝通，不限於談話或姿勢，但卻不帶有任何「藝術」的意圖。因此，我們透過想像的形式進行溝通，包括：視覺圖像、姿態與動作、聲音、沉默與韻律、詞語，以及扮演。

結晶理論與表演藝術家

每一個在心理治療中使用許多藝術的體系，可以讓他人理解與熟練這些形式。詩人從音樂家或舞者那裡學會韻律。畫家可以從演員那裡學會與一幕戲有關的場景、時間以及空間。舞者可以由雕塑家那裡學會如何與出現在舞蹈中的圖像對話。

這裡只是舉出少數例子，但是在結束列舉之前，我們必須提到一種特別的藝術家，在我們這個名副其實的「媒體爆炸」時代越來越重要，那就是表演藝術家、影視製作人以及感知互動表達治療師。

所有的藝術家從這些感知互動的專家身上可以學到很多東西——也就是結晶理論與感知互動技術。仔細查看很多電視節目的製作，就會發現到，任何想要精通影視領域的人，都必須具備結晶理論的知識——感知互動技術有一部分就是基於這個理論——以及使用感知互動技術的技巧，而影視正是我們這個時代被消費最多的媒體。這個知識與技術使得媒體有效地「觸及我們的神經」，甚至可以改變我們行爲。廣告「傑作」結合一種專門的能力，以正確的方法組合正確的形式，成功地操縱我們購買可能一無所用的產品。

藝術碰觸到我們的人性，它們的力量在治療情境中非常有效。在治療中要幫助人們釐清議題與感覺時，我們從經驗中發現，沒有比感知互動技術更有效的了。放大範圍來看的話，在面對一個日漸濫用藝術並受到其低劣品質所汙染的文化時，同樣的技巧可能也很有用。「文學」這個較寬廣的感知互動，可以提升我們對於媒體與藝術抱持批判性的體察，使我們成爲主動的參與者，而不是媒體的無助受害者。

爲了恢復在表演藝術、影片與電影等體系內在的古老感知互動理論，我們需要再度探索詞語、影像、韻律、聲音、動作以及扮演。當我們用結晶理論進行探究時，我們關心的是病人或個案可能選擇什麼樣的溝通形式。

這種選擇通常沒有公開說出來，但是一個形式或多種形式會在對話的語言與姿態中顯示出來。一個強烈的姿勢，例如使用手臂與身軀表現出：「機會**飛**得太**快**，我總是太遲；我無法**趕上**它們！」這似乎意味著動作（movement）。另一段話表現較多的**視覺**想像：「它們就像**鳥**一樣；我需要一張**網**來抓住牠們。」下面這段話可能表示聲音與韻律比較是有用的途徑：「他們從來不按我的**調子跳舞**（指不願配合），我無法跟他們的**音樂合拍**。」

語言溝通當然是可能選擇的形式之一。在治療中，用語言分享夢可能是很有用的。所描述的內容可能暗示著劇烈的動作或重大的行動，需要透過舞蹈或戲劇性的扮演來表達。治療師或許會建議把夢畫出來，做爲第一步，以便製造距離感並花時間來探索夢的空間，因此作夢者可以精確意識到夢的意象可能想要經由什麼形式來找到清楚顯現（結晶）的途徑。我們不是沒有聽過，治療師最初的刺探或介入最後證明是拙劣的結晶途徑。但這並不表示以繪畫、舞蹈呈現夢境之後，更有意義的脈絡不會在故事或詩歌中出現。

感知互動敏感度與在場（presence）

感知互動的訓練使得治療師在結晶化與治療的過程中，能夠提升他在場時的直覺，這個訓練必須包含理論研讀（即多元美學與感知互動理論），這些理論幫助我們對於對話與藝術中的想像形式，發展出敏銳的敏感度。這類敏感度的有效訓練，除了需要觀察技巧更加細膩之外，對於藝術實作以及將之轉化爲表演藝術的部分也要更加精緻化。

感知互動移轉（Intermodal Transfer）與堆疊（Superimposition）

感知互動移轉即從一種藝術形式轉換到另一種藝術形式，這是表演藝術者相當熟悉的藝術技巧，因爲他們的作品本來就有跨領域的本質。表演藝術的設計在進行選擇時，所依據的根本美學準則就是提高想像形式。例如，治療者可能會問個案：「哪一種聲音或韻律有助於計畫中的演出？」「也許我們應該暫停一下，在背景增加一個圖像？」「不——燈光暗下來並加上一段詩意的描述，比較有效果！」這些介入（intervention）在表演藝術者與影片製作人進行決策時，是很常見的。在治療中，這技巧可以用在澄清情緒的過程中，感知互動移轉有助於聚焦過程，使「相當正確」的圖像、動作、聲音與韻律或詞語表現出來。這個過程揭開了「意感」（felt sense）[14]（Gendlin, 1981），並使得洞察或意識中的「移轉」成爲可能。

最終移轉到詩裡的情況，特別值得討論一下。最終結晶化到詩的活動中，使得圖像、扮演、動作、韻律或聲音在詩的詞語中找到「認知感官」（cognitive sense）。當我們被圖像占據的時候，詩的大門打開了，驚喜引導著我們。詩賦予靈魂新的思想。

如前面提到的，詮釋不必然要把我們共享的藝術經驗翻譯到陌生的心理治療理論中。雄恩．麥克尼夫[15]反對「圖像濫用」（image abuse，1988）的立場中，明顯將詮釋視爲與圖像表達接觸的方式，在其著作中全力推廣與圖像「對話」。我們提倡以同樣的方式跟隨**扮演**、**動作**或**聲音與韻律**的路徑，如同跟隨視覺圖像那樣。我們相信詮釋工作最好是在各種不同藝術形式之間進行創造性對話，直到它們預備好透過語言的藝術產生最佳的認知結晶化。

感知互動理論

在心理治療的進行中，自然地使用各種形式（想像、聲音與韻律、動作、詞語、扮演），結合流行的藝術體系（視覺藝術、音樂、舞蹈、文學以及劇場），促進了感知互動理論的發展。隨著理論發展，很多執業者與教育者都專注在探究治療過程中的藝術與其特性。

戴克—沃伊特（Decker-Voigt）在歐洲進行的重要研究，解決了先前所提「不純熟地混雜」藝術、舞蹈、音樂以及戲劇治療等方法的問題（1975）。他對於教育、特殊教育以及心理治療中表達與知覺形式的研究，是基於音樂的感知互動面向，交織了歌詞、旋律、動作以及扮演。這個研究進一步影響了德國的佛尼

（Frohne, 1983）以及美國的一些作者。

七〇年代早期美國萊斯利學院的麥克尼夫首創感知互動表達性治療的訓練團體，由藝術與人類發展研究所（Institute for the Arts and Human Development）主辦。他以臨床經驗以及他所謂的「總體表達」（total expression）做爲探究的基礎（McNiff, 1981, pp. xix-xxi）。他跟萊斯利學院的教職員以及附屬的歐洲訓練計畫合作，建構了在心理治療中整合使用藝術的理論（Knill, 1979; Decker-Voigt, 1980, McNiff, 1981 and 1987; Fuchs, 1987; Levine, 1992）。這個早期努力形成一個理論，區分人際間（interpersonal）、個人內在（intrapersonal）、超個人（transpersonal）以及共感的（synesthetic）考量。

人際間的考量（Interpersonal Considerations）

人際間的考量考慮的是我們對於藝術過程中的團體動力的理解。藝術在其傳統中規範了團體成員之間的溝通，特別是提供了結構與形式的限制，也促進了某些在其藝術形式之外難以複製的互動。換句話說，他們可以使一個團體的動力變成更**可看見**或**可聽見**，或者他們透過演出或編舞鼓勵動力的形成。莫雷諾（1959）[16] 在社會測量法（sociometry）的運用中確認了藝術的這項能力。

當我們在實施感知互動之際比較各種藝術表達時，我們會發現其中的差異。繪畫與雕刻由於其固有的私密、隔離導向，容易進入個體化（individuation）的過程。音樂有著響亮繚繞、無法逃避的存在，更容易導向社會化（socialization）。另一方面，舞蹈與動作在團體中創造了探索關係與團結的機會。利用所有這些藝術體系（以及更多）的臨床治療者，對於如何在治療中跨體系使用藝術都需要特殊訓練。特別重要的是，對於感知互動移轉與感知互動堆疊的方法或技巧要有所理解與運用。本書第四部分便在強調這些技巧的實作運用。在這裡我們只要知道，研究顯示這些技巧可以深化或擴展表達，強化或擴大團體的參與或個體化，並且對於尋找慣常對話用語以外的詞語，提供了比較沒有威脅感的模式。

個人內在的考量（Intrapersonal Considerations）

位居關鍵的個人內在考量，指的是個人或集體對於某一特定藝術表達體系所養成的情感態度。例如，某些人之所以對於透過音樂進行自發性表達有強烈的抗拒，有時候是對於與正式訓練相關的表演焦慮所產生的反應。某些文化不鼓勵自發性的扮演，因爲這可能會打亂社會秩序。我們很多人對於特定形式的藝術表達有所偏好或是感到自在，這些偏好可能隨著情況而有所改變。

本書前言提到的學生瑪格莉特．施奈德（Margaret Schneider）詩的冥想，說明了一個人對於各種形式的偏好。尼歐（Knill）以個人觀察說明他自己的偏好：

看看我自己和我的習慣，我發現我習慣在我想要清晰、正確表達觀念的時候會畫一張圖——例如，要指引如何前往我家之時。

當我不想要囉嗦地表達評論或解釋的時候，我便使用劇場的魔法。我可能會用我的聲音與特有的手勢扮演我的祖母，模仿她呼喚小雞的尖叫聲——那尖叫聲聽起來像清晨的渡鴉，把農場的每一個人都喚醒。

當我用詩來表達我自己時，我經驗到強烈的脆弱感。五十二歲生日時，我寫下了：

是的，我的年紀，我的年紀
就像樹幹上的苔蘚
沾上淚的露珠
是的，我的驕傲，我的驕傲
就像秋天的樹葉般翻滾著
保護溫柔的綠
而冬天迅速來臨

超個人的考量（Transpersonal Considerations）

超個人的考量來自心靈、宗教以及儀式使用藝術的傳統。圖畫、雕塑以及象徵物標示著祈禱的處所，就像是可以通達神聖的神靈領域的通道、門徑或窗戶。不是把病人的畫作收進抽屜裡，而是掛在臥室裡，如神壇般成爲心靈對話的工具。[17] 個案的雕塑作品可能被放在她的房屋入口，提供一種保護感，或是做爲一個「圖騰柱」，提醒她每次回家要把代表每天重擔的某物留在外面。

偉大的禱詞傳統上也是偉大的詩，而且不會因爲不斷重複而失去力量。事實上，重複可以重申經驗，並且「讓**心**知道」。每一首動人的詩都有這種精神力量。一次又一次讀著親愛的人所寫的情詩，每一次不都有深刻的情緒經驗嗎？因此，在心理治療中鼓勵這種重複是好的（例如，指定每天閱讀一首在重要的治療會談中出現的詩或故事）。

在很多宗教活動中，舞蹈與音樂是共同出現的。舞蹈通常建構起一座通往劇場演出的橋樑，經常搭配服裝或面具，同時音樂透過歌曲與讚歌連結著舞者與神聖。我們常經驗到在舞蹈與戲劇表演空間裡重複演出重要的精神事件（例如，入會、祝福、救贖、召喚神靈、授予權柄），這讓我們可以了解爲何某些病人在會談中總是一開始就透過舞劇回憶起重要的心理事件，或是用一段禱詞結束會談。音樂，尤其是歌曲，有召喚或讚美更高力量的特徵。我們「內心的」音樂，可以像一種有益的「揮之不去的旋律」（ear worm）陪伴著我們，並且適時在我們沒有預料到的時候浮現出來提供協助，有時則在我們歌唱或吹口哨時加入我們的聲音裡。我們對於音樂帶來的情緒轉換經常感到驚訝。

在心理治療中使用藝術，若不考慮與這些藝術連結一起的原型力量（archetypal powers），也沒有培養個案的敏感度或是練習，就表示忘記了人類趨向健康與神聖的本能。

共感的考量（Synesthetic Considerations）

在當代社會中，我們習慣個別地經驗藝術。我們「看」畫、「聽」音樂會、「讀」詩，但是如果我們仔細考量我們經驗或參與藝術的方式，共感知互動的本質就顯現出來了。例如，當我們用音樂表達自己時，難道我們不是不僅僅發出聲音，也會有動作，並且用我們的身體與樂器在空間中創造一個視覺景象嗎？[18] 什麼時候我們沒有被詩「打動」（moved）、被繪畫「觸動」呢？如馬克（Marks, 1978）[19] 所指出的：

> 感官的相應（sensory correspondence）並非只是科學家運用實驗與實證理論進行研究的領域。感官類比（sensory analogies）確實是存在的；對於我們的感覺、知覺、認知都是重要的；是我們的身體與心理重要的資產（p.7）。

這些感官的相應，屬於共感的範疇。共感是指透過單一感官，同時知覺到一種以上的感覺。[20] 最常見的就是「視覺上的聽見」（visual hearing），由聲音經驗到顏色。有真正共感能力的人相當少，而且他們的連結也都不一樣（例如一個特定的音調對不同的人產生的顏色並不一樣）。然而，大部分的共感現象，似乎都是源自我們對於不同感官品質的封閉性與豐富性的鑑賞，而且我們感受到的這些源自我們人類對世界的經驗。

例如，讓我們看一下我們對於「O」（發音爲「oh」）的經驗。它包含視覺上的圓形，一種完整與平穩的感覺。如果我們把它做成**雕刻**，我們會經驗到一個圓環或球體。「oh」這個**聲音**也同樣有圓形感——我們把嘴唇縮成環狀好發出這個聲音。「O」這個形狀是合一、封閉的象徵，甚至代表精神上的整體，如同榮格所使用的曼陀羅；而且這個聲音開始了常見的冥想誦念「ohm」。如果我們跟他人一起在一個圓圈中**舞蹈**，我們會經驗到一種合一，也許也經驗到一種安全感。我們也可以在自己的文化中找到其他合一的象徵，例如結婚戒指。

還有其他數不清的例子。此外，很多共感現象出現在我們的語言中。例如，「明亮」的顏色、聲音與味道；「溫暖」、「冰冷」的物質、感覺以及顏色。還有詩的類比，例如魯德亞德．吉卜林[21]的詩句：「黎明現身宛如雷電」。凱瑟琳．耶特（Kathleen Hjerter, 1986）說：「工具聯盟起來，脈動只有一個。」（p.8）許多學科，例如戲劇與芭蕾，本身就是共感的表達形式。理查．華格納[22]深深覺察到這個現象，遵循費爾巴哈[23]與叔本華[24]的哲學，創造了 *Gesamtkunstwerk* 這個詞（意即「總體藝術」〔total work of art〕）來描述。他認爲「總體藝術」是所有藝術的結合，他不僅創造自己的音樂、寫自己的文本，也設計舞台與劇場，並且編舞、導演作品。他的目標是「在詩的至高無上之下總體的藝術表達」（Szeemann, 1983）。

所有的藝術形式都可以產生感覺，這幾乎不太需要說明，然而我們可能會主張某些藝術形式對某種特定的表達比較有益。底下就來檢視這種促益性（conduciveness）的指標。

以特定感官形式進行運作

既然我們已接受了「感官合一」，那麼檢視各種感官形式的各種知覺方式，對於徹底了解感知互動表達性治療是很重要的。下表描繪出這些方式的差異。

這張表顯示出每一種藝術形式或體系在表達時的感官促益性，以及牽涉到哪些感官。[25]

藝術形式	傳統上在表達時牽涉到的感官形式	傳統上在知覺時牽涉到的感官形式
繪畫、素描	**視覺** 感覺運動	視覺
雕塑	觸覺、**視覺** 感覺運動	視覺；觸覺與感覺運動（如果展出者同意）
音樂	**聽覺**、視覺 感覺運動	聽覺（**錄音**） 視覺（**電視、音樂會**） 感覺運動（**舞蹈**）
舞蹈	**感覺運動** 視覺、聽覺	視覺、聽覺； 感覺運動（與其他人一起跳舞時）
詩、散文 文學	聽覺與視覺的**語言表徵**	聽覺（**朗誦**） 視覺（**閱讀**）
劇場、戲劇	**聽覺、視覺** **感覺運動**	聽覺、視覺

這些側重狀況指出透過藝術溝通時最**重要**的工具。但是，我們不可忘記：

- 在視覺藝術中，我們可以透過視覺影像進行**說話**、**動作**、**發聲**以及**演出**。
- 在舞蹈中，我們可以透過動作進行**想像**、**說話**、**發聲**以及**演出**。
- 在劇場中，我們可以透過行動進行**說話**、**想像**、**發聲**以及**移動**。
- 在音樂中，我們可以透過聲音與韻律進行**說話**、**想像**、**移動**、**發聲**以及**演出**。
- 在文學中，我們可以透過詞語進行**想像**、**移動**、**發聲**以及**演出**。

表達、溝通以及知覺形式的促益性，總是影響人在某種表達上選擇哪一種藝術形式，即使我們沒有覺察到這種影響的存在。

一個與心理治療有關的例子，就是自傳。感官是記錄我們歷史的工具。記憶不全然是語言的，也不限於大腦。自傳是很多心理治療的基本面向，在很多種案例中也是如此（例如，與學語前記憶或創傷經驗有關的案例），透過語言以外的其他管道，可以更完善地達成目的。事實上，記憶可以在回應觸覺或小心引導的身體動作時引發出來。或者，可以在視覺影像中，以一種帶著某種距離、甚至是隱密的觀點顯露出來，這比直接用語言重新敘述故事進行對質，更容易忍受。這樣可以以一種微小且較輕易的方式，推動個體維持邁向理解與療癒的步伐。

特定藝術體系的治療面向

若欲摘要描述特定藝術的治療面向，可以檢視前面提到的感知互動理論的三種考量：人際間、個人內在、超個人，以及各種形式如何有助於這每一種經驗。底下以圖表呈現這三種層次的互動關係，隨後的表格則將這三者與對其最有促益的藝術體系互相對應。

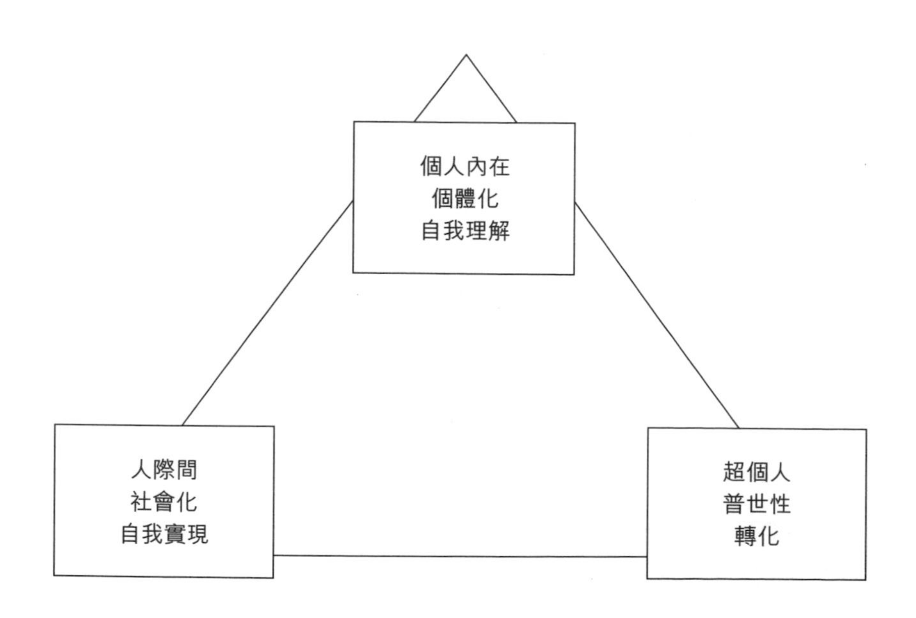

藝術體系	最適用的考量	可替代適用的考量
繪畫、素描 詩、散文	個體化	社會化 （例如，透過團體繪畫或書寫的活動）
音樂	社會化	個體化 （例如，在獨自演出的結構中）
動作／舞蹈 劇場	社會化與個體化兩者	（某一考量可能主導，視結構而定）

不用說，**每一個**創造性的行動都提供了可以經驗到普世性與轉化的機會。

我們也可能透過將我們對於治療過程的理解進行重新架構，檢視治療的不同**功能性**階段，來探究特定藝術體系的治療面向。我們將它們命名爲：中心化與個體化、表達與情感宣洩、涵容與記錄、意義與意義建構、溝通與交流。[26]下面將分別審視。

中心化（centering）與個體化（individuation）

中心化是指治療過程中找出人的有機組成——包括身體與心智——究竟發生什麼事。要達到這個目標有很多種妥善規劃的活動可以使用，包括冥想技術與放鬆練習。

藝術可以完美地協助這個冥想、中心化的過程，對此最有促益的通常是個體化的活動。

對於中心化最有效的藝術形式，是讓人感到高度自在，**並且**是可以私底下進行的，例如繪畫、書寫或使用樂器進行個人即興表演。

在團體中，只有視覺藝術與書寫可以讓人經驗到隔離。其他體系傾向於促進溝通或交流，底下會有更多討論。

表達（expression）與情感宣洩（catharsis）

提供人們**表達**的工具，是藝術在治療中最根本的功能。無論是要表達感情、衝突、無意識、自我或靈魂，端視藝術家或者治療者的理論取向而定。[27]

對很多人來講，表達出來、說出來、讓東西出現，就是一種情感宣洩的經驗。這種「表達」意味著一種宣洩的過程，可能可以和便秘獲得解除的經驗相比。如果我們一直使用這個比喻，便會發現情感宣洩的功能好比一種淨化的過程，讓「屎」（shit）排放出來。[28] 我們對於其價值與功能也提出一些重要的疑問，例如：

情感宣洩在治療中是一種自然現象嗎？或者是只在某些情況中所應用的工具？

- 如果是一個自然現象，那麼它若沒有出現，是否是一種偏差或困擾的徵兆而需要被治療？
- 如果它是一種工具，其適應症（indications）是什麼呢？
- 如果情感宣洩沒有發生，是否該預期會有不利的後果（即便秘所帶來的弊害）？或是另有其他淨化的工具

（例如透過祈禱或其他宗教儀式的淨化）？

- 同樣的，過度鼓勵情感宣洩是否有潛在的危險（即腹瀉導致體液流失）？

表達治療師帶著美學的責任感進行治療工作，在開立處方或促發情感宣洩經驗之前，會考慮這些問題，雖然「表達治療」這個詞似乎沒有這樣的意味。表達只是表達治療者治療介入選項的**一部分**而已。

然而，表達治療師可能在某些情況下判斷情感宣洩是處理治療素材基本的「第一步」。那麼，藝術可以藉由將感知帶入經驗中並涵容（containment）表達，促進情感宣洩的深度與強度。

可以引發最深刻情感宣洩的藝術體系，可想而知，是那些涉及身體本身以及最恰當感官的藝術。還有什麼比戲劇或聲音以及動作的即興演出那樣，在宣洩的叫喊中經驗到自己的身體、聲音以及身體感覺，更加有宣洩效果的呢？那其中對於空間、動作以及流動的使用是隨意的，而且促進了自發性。此外，還有更加強烈投入整個人的有機組成，讓人在表達時可以避開反思的監控。

當然，所有藝術都可以達到情感宣洩的目的，即使是比較靜態的繪畫活動，一幅視覺圖像也可以引發一個情感宣洩的活動，特別是如果強調的重點是空間、動作以及流動的使用，這對於那些無法自由行動或其他感官有所缺憾的人來講，特別如此。

涵容（containment）與記錄（documentation）

當然，要記住很重要的一點，藝術在治療中的價值並不限於治療中。一旦我們進到深處，通常需要更多的注意，好讓理解可以進一步擴大，並且／或者能夠朝向改變與轉化。對於經驗的理解從其**涵容**開始。

藝術非常適合涵容事物——某一些藝術比其他更能涵容。最有效的「容器」，是那些可以在時間與空間中保持靜謐的，例如：視覺藝術與雕塑。在情感宣洩的時刻裡，舞蹈或歌曲可以適當地掌握或涵容相當多治療素材，但它絕無法像視覺、物理上的容器一樣被掌握，好進行進一步的反思與檢視。聲音與動作的性質就是要在時間與空間中行進，即使使用電子設備記錄下來或是書寫成文件，這容器依然在時／空的連續體中延展：我們無法同時經驗到開始、中間以及結束。這反過來會限制我們在對於所引發的素材與影像進行反思時，與自己保持距離的能力。

一個讓感知互動表達性治療這麼有用的前提，就是同樣的素材可以導入任何數量的形式或藝術體系中。也就是說，例如我們跳過舞之後，可以進一步用書寫故事或製作雕塑將這經驗記錄成文件。在這個過程中，我們並不會失去最初的圖像，只會深化與豐富它們。

意義（meaning）與意義建構（sense-making）

在治療過程中，經過可能的情感宣洩與涵容之後，合理的下一步是渴望或需求對於發生的事加以**理解**，找到其中的**意義**，這是人類與生俱來的反應。

我們確信，進行意義探究最有治療效果的方式，就是允許以一種持續的、想像的方式去探究素材，此舉可以深化圖像並豐富意義，而不是用單一的詮釋或限制性的標籤來囿限我們的理解。

對於理解最有促益的形式，似乎是創造性書寫這類的語言形式，例如，詩。詩具有以想像的方式進行說明與解釋的能力，而且有精確與講究的特性。詩的語言確切來講，是一種再搜尋（re-search）的工具，它基本上是一種再發現並充滿驚喜的工具。因此，對任何表達治療師來講，這是訓練開放態度的基本媒介。

溝通（communication）與交流（communion）

稍早我們討論了個體化的治療過程，提到視覺藝術與書寫往往屬於比較私人的活動，因此對於個體化比較有促益效果。如果在分享活動中企圖用團體的方式進行畫圖或書寫，當然便是例外——例如創作一幅大型壁畫，或是一首集體的或「連鎖」詩（“chain” poem）。然而，即使是這種運用，也比歌曲或舞蹈更容易定義個人獨立的空間。

那些對於溝通或**交流**（意味著真正的合一，而非僅是交換訊息）比較有促益效果的，是最容易讓人涉入共享的空間與共享的行動中的藝術形式或體系。音樂與舞蹈中經由動作所產生的聲音、韻律以及震動，會自動分享給共享空間的人們；事實上，這種分享經驗是無法避免的。讓我們假設我們一起進行音樂即興演出，我們無法避免聽到或思考我們每一個人帶進這個空間中的音樂表達。我們可能覺得必須要問這樣的問題：「我們如何與每一個人共處？」「當你們結束時，我還繼續『在裡面』嗎？」團體越大，受到影響的互動就越多。此外，當人們跳舞時——特別是在有音樂的環境中——他們彼此有了連結，並且很快就發現與其他團體成員有很多結合的選擇（例如，轉變爲成對的或其他類型的小組）。

劇場中的儀式與表演提供了更複雜的交流場域，人們在其中可以互動並測試行爲。在劇場這個媒介中，與其他角色進行交鋒是不可免的。

最後，我們想要強調一點：這個章節的目的並非要精確探討藝術的類型，而且所提及的藝術特性都不是絕對的。我們毋寧是想重申，從現象學的觀點來檢視藝術各種面向的重要性。我們之所以需要澄清這點，是受到我們面對學生時的經驗所激發的，因爲學生們常常急切要求明確的分類，盼望這些分類讓他們在治療工作中能更穩固地掌握。會有這種急切是很自然的，但若要更成熟地精通感知互動表達性治療，眞的需要以開放、沒有界限的方式去面對藝術。

整合與分離

我們一開始堅持藝術的整體性，接著以結晶化與感知互動理論來區別它們。這兩種取向並非互相矛盾，若要充分理解心理治療中跨領域使用藝術，兩者都是很基本的。事實上，合一與差異總是共存，帶著整合與碎裂的傾向。[29]

波蘭精神病學家達布羅夫斯基（Dabrowsky, 1972）以「負向」或「正向」碎裂（disintegration）架構，來解釋意識的碎片化（fragmentation）。任何心理上的成長首先都是由碎裂所引發，這可由碎片化與混亂所造成的心理危機引起。如果碎片凝固起來，並止於較低階的意識中，那麼這碎裂就是「負向」的，經常會導致心理違常。如果這碎裂的程度更加據烈，混亂的碎片在其中被區分出來，並將之視為多樣性而予以接受，就不會強迫回到舊的合一中，此時就屬於「正向」。確保「正向」碎裂的最好方法，就是藉由創造性的行動，讓「多樣的整合」與「合一的分化」同時運作。

史蒂芬．理文（1992）寫道，每個個別的治療師在表達治療中必然都有過整合的經驗。我們所共有的是想像力，想像力使我們同時表達痛苦並克服痛苦。這個過程就是整合。

魏社（G. Waser）在定義他的「塑造空間」（shaping spaces）模型時，支持這個論點。在本質上，他區分出感覺運動的、圖像的以及語言上的塑造空間。他解釋道：

> 樂於溝通的潛意識真的是一種塑造並開展覺知的溝通過程，這過程特別會受到感知互動創造性表達所刺激與分化，治療者與案主有如夥伴般參與了一個相互轉化

> 的過程，雙方都是創造者與接受者，都是影響創造過程的強大能量動向的主要部分。(Waser, 1991, p.3)

感知互動創造性表達需要找到可以對應感覺運動、圖像或語言「塑造空間」的適當藝術體系，所以我們必須訓練治療者使他們的敏感度能理解這一點。這樣一來，「強大能量」（powerful energe）就透過相互的創造力量進行轉化。

娜塔莉·羅傑斯（Natalie Rogers）是卡爾·羅傑斯（Carl Rogers）的女兒，也是加州個人中心表達性治療研究所（Person-Centered Expressive Therapy Institute）的創辦人，她發展出一個絕佳的方法，可以用來說明魏社所說的整合概念，同時也幫助我們理解一個藝術形式到另一個藝術形式之間的連結。她稱這個原則爲「創造性連結」（the creative connection，Rogers, 1993）。它不僅是實施表達治療時帶來靈感的指南，也是一個訓練治療者敏感度的好工具，可以在治療過程中找出適當的藝術體系。

所有跨體系的立場都有許多共同關心的議題。其中一個，是想要完整理解想像力以及所有藝術體系。另一個共同議題則是教育與心理治療上的興趣，這似乎是這個研究的關鍵。

從不同角度來看這些議題時，我們得到類似的結論。即使有一些人指出，選擇一個特定的藝術體系可能很重要——例如視覺藝術、舞蹈、音樂、詩或戲劇——但研究者都強調，透過感知互動訓練來加強對於一種以上的藝術具有敏感度，是很必要的。

表面上，選擇遵循一個特定的藝術體系似乎有點像是在選擇一個心理治療學派。「折衷派」心理治療師常屈服於一個觀念，以爲他們從很多種學派中各取一點，直到得到滿意的混合物爲止。事實上，尋找並定義一個治療風格的過程，相當需要專注，需要一種訓練有術的能力，可以加以區辨並且深入。透過創造性過程，吸引折衷派治療師的不同取向可以融合爲一種合一且高度個人化的典範。執業者所做的臨床判斷與選擇，有賴於聚焦於這個典範之上。

同樣地，把表達治療師定義爲只是挑出視覺藝術、音樂、舞蹈、劇場、詩歌所使用的一些技巧與技術的人，就忽略了訓練最重要的部分。表達治療師需要深度的藝術與心理治療信念，也要對於想像力以及使用藝術的感知互動理論有深入的研究。此外，這樣的信念對於所有在心理治療中使用藝術的臨床治療者都有益處。若沒有感知互動技巧，我們可能會失去藝術多重性的傳統，並且無法看見我們工作對象的可能性，也無法想像我們可以觸及這些人的藝術途徑。

註釋 Notes

1　原註：要澄清一點，藝術**體系**（disciplines）所指的包含了音樂、舞蹈、文學、詩、劇場以及視覺藝術。另一方面，形式（modality），或者我們所謂想像的形式，包括聲音、靜默與韻律；姿勢與動作；詞語；表演；以及視覺圖象。

2　原註：記憶在人身上的運作與在電腦中不同——也就是說，像倉庫般儲存資料與訊息的大腦，其記憶的提取視工具的建造與精確而定。伯爾斯（Bolles）這位當代的研究者發現，記憶是「想像力的行動」（1988, p. xi）。

3　編註：羅培茲 - 佩德拉查（Rafael López-Pedraza ）爲心理治療師與作家，1920 年生於古巴，曾就讀於榮格學院，現居於委內瑞拉。

4　編註：帕默爾爲美國麥克墨雷學院榮譽退休教授。

5　編註：海德格（Heidegger）爲德國哲學家，被譽爲二十世紀最重要的哲學家之一，他在現象學、存在主義、解構主義、詮釋學、後現代主義、政治理論、心理學及神學有舉足輕重的影響。

6　原註：人類當然可以將藝術應用在崇拜、政治以及心理治療之上。然而，研究藝術家如何有代表性地朝向與**現狀**相反的方向去從事，是很有趣的。例如，當社會力量訴諸控管，或可能嘗試以主導藝術媒介的方式來促進他們的目的時，藝術家大聲疾呼要求自由，也許是爲了人類的靈魂。

7　編註：赫拉克利特 （ 540 － 480 BC）爲古希臘哲學家。

8　原註：雖然湯瑪斯 ‧ 摩爾（Thomas Moore）巧妙地指出：「不可能精確定義靈魂是什麼。」可是，這個語詞需要討論一下。摩爾說：「定義是一種智性事工（enterprise）……靈魂偏好想像……［它］與眞誠與深度有關係……［它］在所有的細微之處與生命相連……在依賴、愛以及共同體中顯露出來……」（p. xi, 1992）。編註：湯瑪斯 ‧ 摩爾爲知名心理治療師兼作家、大學教授，以榮格和原型心理學、古代神話和西方文藝傳統爲主題從事演講和寫作，在歐美頗負盛名。其重要著作《傾聽靈魂的聲音》二十五週年紀念版於 2016 年由心靈工坊出版。

9　原註：連續原則（Knill, 1986）源自物理原則，就是眞理只能在經驗的連續中反映出來，而且不會跟特定模式「相似」。其他在治療與療癒中連續性的例子，包括**改變**或**轉化**的經驗、**互動**的經驗（例如，在身體／心智／靈魂之間、人與自然之間、內在與外在的相應、感覺運動智能），以及**儀式**的經驗。

10　原註：羅舍爾的機構是「綜合音樂教育學與多元美學教育研究所」（Institut für Integrative Musikpädagogik und Polyästhetische Erziehung），屬於薩爾斯堡莫扎特音樂大學（Hochschule für Musik und Bildende Kunst “Mozarteum” ）的一部分，座落在奧地利的薩爾斯堡。

11　編註：皮亞傑（1896 － 1980）爲發展心理學家暨哲學家。他的認知發展理論成爲了發展心理學的典範，尤其在針對兒童方面的理論。

12　原註：*poesis* 這個詞是希臘文 *poiesis* 的拉丁文版，從 *poieiu* （製造）而來。poesis 因此含有製造的意思，最終可以追溯到形成、發展過程的意思。它涉及使用充滿想像力的詩的語言，無論是在韻文或散文中，帶有思想之美。它包含說出與寫下的詞語的力量，把秩序與邏輯帶入心理治療中。

13 原註：根據希爾曼（J. Hillman），想像的語言是隱喻的，而非字面上的：「它透過修辭來進行說服，而不是透過邏輯來證明」，這是指喚起記憶以及想像的，而不是解釋性的（1977, p. 198）。

14 原註：詹德林（Gendlin）所謂「意感」是指一種伴隨著他的專注技巧所產生的現象。其特徵爲一種「極爲對味」（quite right）的想像或意象，並且通常發生在心理治療過程中產生的意識轉換以及銳利的理解之前。編註：詹德林是奧地利心理治療家，在心理學方面的最大貢獻是闡明經驗與概念化（conceptualization）的關係。

15 編註：麥克尼夫（Shaun McNiff）爲藝術治療工作者，也是位藝術家，對表達性藝術治療及視覺藝術領域有深入的研究，任教於萊斯利學院。

16 編註：莫雷諾（Jacob Levy Moreno, 1889 － 1974）爲美國心理學家，心理劇療法的創始人，集體心理治療的先驅。社會測量法是莫雷諾於 1934 年提出的一種研究方法，主要用於研究團體內（特別是小團體）成員之間人際關係和人際相互作用的模式。

17 原註：展示病人與個案的藝術作品一直有很多爭議。我們認爲作品是高度個人的，值得當做神聖物品來對待。因此，展示的決定無論如何都需要考慮作者／創作者的希望——圖像的整合本身也是如此，自有其生命——而且必須以最高的敬意與尊重來進行。

18 原註：雖然我們一直沒有古希臘音樂保存下來的範例—— Üйììïõéá，或 Harmonia ——學者們都認爲這種古老的音樂形式並不僅僅是聲音，而是呈現爲一種表演藝術，有音樂與動作的組成，也許也有視覺方面的呈現（Nienhaus [Barbal], 1981）。這個詞字面上的意思是「一個相稱的同在」（a fitting together，Anderson, 1966, p.14）。

19 編註：馬克是耶魯公共健康學院教授，研究領域爲行爲與行爲機制、認知、心理語言學、精神物理學等。

20 原註：共感只是人類感官交互知覺與感覺整合的一個面向。此外，它並不僅僅是一種心理現象。當代的研究者已發現了神經及生理上與這些現象相關之處（Walk & Pick, 1981; Marks, 1978; Stein & Meredith, 1993; and Cytowic, 1993）。

21 編註：吉卜林（Rudyard Kipling, 1865 － 1936）生於印度孟買，是英國 19 世紀至 20 世紀中一位很受歡迎的散文作家，被譽爲「短篇小說藝術創新之人」，是迄今爲止最年輕的諾貝爾文學獎獲得者。

22　編註：理查・華格納（Richard Wagner, 1813-1883）爲德國作曲家，提出了總體藝術的概念，整合了詩歌、視覺藝術、歌劇及劇場，極爲崇拜叔本華，曾於一年之內將叔本華厚達千頁的著作《做爲意志與表象的世界》讀了四次，還將自己的樂劇《尼伯龍根的指環》獻給叔本華。

23　編註：費爾巴哈（Ludwig Andreas von Feuerbach, 1804 － 1872）爲德國哲學家，他的唯物主義確立了人是主導地位，並對基督教提出批判，認爲上帝不過是人的內在本性的向外投射。

24　編註：叔本華（Arthur Schopenhauer, 1788 － 1860）爲德國哲學家，唯意志主義的開創者，其思想對近代的學術界、文化界影響極爲深遠。也是個涉獵廣泛的美學家，對音樂、繪畫、詩歌和歌劇等等都有研究，把藝術視爲解除人類存在的痛苦一個可能途徑。代表作品爲《做爲意志和表象的世界》。

25　原註：請注意，在劇場與戲劇（本質上是共感的表達形式）中，不同的感官有同樣的份量。

26　原註：呈現、回饋以及反思，是治療結束階段中會運作的功能；這些功能會在第三部分討論美學責任時，再強調其細節。

27　原註：作者們偏好把藝術表達的材料架構爲**靈魂的材料**，因而不用依賴與藝術無關的心理理論。然而，很多其他使用藝術做爲治療工具的人，會用其他方式來架構他們自己的作品與藝術，這也同樣有用。

28　原註：最初的希臘文定義爲「潔淨，特別是指腸子」。

29　原註：那些接受「全合一」或「全分開」原則的人，抱持的是一種不健全的哲學，甚至暗示一種心理病理學。 列凡（1990）在其研究中，對這個現象的哲學與心理學的根源進行了比較。

chapter 2

第二章

文學、想像以及有效事實

意象

不代表

想像——

但是它利用

想像

去了解

這意象是什麼。

在進一步討論藝術的治療價值之前，特別是爲了不讓治療過程變得具有毀滅性，我們需要討論藝術與心靈現實之間的區別。

文學、想像、有效事實以及藝術

即使認識論學者對於現實的定義有很多根本差異，他們都接受夢、白日夢、想像和我們可能稱爲「日常」或「確實」的某些事物之間，是有所分別的。「想像」這個詞，就清楚地將想像的現象與實際的世界分隔開來。

客觀只能存在於認知架構的脈絡中，而這認知脈絡由所涉及的現實的參與者，透過語言來加以定義。換句話說，現實只能在其參與者的對話中被客觀化。這種由海德格的在世存有（being-in-the-world）[1] 概念所反映出來的根本論點，質疑我們區隔主體與客體的幻想是否正確。

弗洛勒斯（F. Flores）[2] 補充說，語言與認知皆扎根於我們在社會與文化上的參與，高達美（H. Gadamer）[3] 與馬圖拉納（H. Maturana）[4] 持同樣的概念（Flores, 1986, p. 61）。馬圖拉納創造了一個名詞：「結構語言耦合」（structural linguistic coupling），從生物學以及語言學的角度提出主張：

> 我們身為人類，存在於結構耦合的網絡之中，那是我們透過我們行為持續的語言交哺現象（permanent

> linguistic trophallaxis）不斷編織起來的。語言從來不是由任何人發明來只為理解外在世界之用，因此，語言並不能當做揭露外在世界的工具。相反的，是認識的行動與語言共同協調運作，藉由語意化（languaging）而產生了一個世界。我們以相互的語言耦合來處理我們的生活，不是因為語言可以讓我們顯露自己，而是因為我們是在一個由我們與他人所產生的連續形成過程中，被語言建構起來的（Maturana, 1987, p. 234）。

我們可以認定，我們實際的世界是「事實」（reality），然而，用物理學家海森堡（Heisenberg）[5]的話來說：「基本上我們所看見與稱呼的自然並不是自然，而是承受著我們審問的自然。」（1962）

在想像的領域中，意象想要爲自己發言，這和人們天生傾向忠實呈現的運作模式互相牴觸。當我們超越狹隘、專門的術語，透過藝術體系來探索素材時，意象可以透過自身想像之生成而現身，並詩意地爲自己說話。弗洛勒斯在高達美詮釋循環（hermeneutic circle）之必然性這個概念脈絡下，談論這一點：「我們所理解的是基於我們已經知道的，我們所知道的是來自能夠理解的。」（Flores, 1987, p. 30）只有想像與生成可以打破那個循環；或者說，**塑造**它，因此能盤旋而入又盤旋而出，深化理解。然而，如同馬斯特納（W. Mastnak）[6]所言，這種打破循環的企圖，必須和突然現身的東西相應和（Mastnak, 1990, p. 119）。

事物「向我們說話」，或是在不會錯認的明確領域內出現。正如我們說過的，我們創造出來的區分（例如夢、想像以及文學領域），會出現在所有的認識論架構中。一般而言，對於普遍共同理解的區分產生混淆，會威脅個人的安全感，甚至被認爲是病態的。一個事物在不同領域中的眞實程度，是一個認識論的問題，總會有許多爭議。爲了論述的方便，我們先把每一個領域都視爲「眞實」，它們之間的區別不過代表著我們現下處於哪個過往的（historic）語言論述中。當然，這些區別並不會使某一個現實比其他現實更加眞實。此外，浮現出來的世界總是部分隱藏、遮蔽的。

我們把我們在這世界中存在而開展（opening）的現實，稱爲我們的**有效事實**（effective reality）。這是由任何我們所遭遇的、任何影響到我們或影響我們當下行動的事物所創造出來的。從夢、想像、幻想或藝術作品所出現的素材，造就出我們所謂的**想像事實**（imaginal reality）。從所謂的實際世界所出現的物質，也就是通常被視爲「現實」的事物，我們將其稱爲**表相事實**（literal reality）。

有效事實也可以解釋爲在「我—你」（I-Thou）關係中所產生的經驗，其中並不預設客觀性，也和疏遠的「我—它」（I-It）關係有所不同（Buber, 1983, p. 13）。在**有效事實**中，靈魂受到影響，並以一種**真實**的方式在物質上與心理上顯露自己。我們在這個概念上，依循著高達美在其詮釋學中對**效果歷史**（effective history）的定義：

> 一個適當的詮釋學必須在理解中呈現歷史的有效性。我們將稱之為「效果的歷史」。理解基本上是一種有效果的歷史關係（Gadamer, 1975, p. 267）。

同樣，任何對世界的理解必須建立在對於現實的詮釋上，即我們對現實的定義。對於現實的適當詮釋，必須揭露出現實的**效果性**，做爲其自身理解的基礎。因此，有效事實都存在於想像事實與表相事實之內。

夢的詮釋的有效事實

讓我們看一下夢與夢的詮釋，好幫助我們理解現實之間的區分。我們要檢視的這個夢，是本書的其中一個作者夢到在波士頓的洛根機場縱火，並對此充滿興奮之情，而在回家的路上，這感覺變成了喜悅。

在這個夢中，洛根機場是**真實**的；它眞的存在於波士頓。它**真的**是機場，並不火車站。火是眞實的；它**真的**是火而不是水。這些眞實的事物出自於想像的現實，形成作夢者的**有效事實**。當每一個夢的實體揭露自己時——爲自己「說話」——它就影響了作夢者。此外，**夢中基本的訊息只能透過不斷揭露其有效事實才能得到**。

在詮釋一個夢時，我們需要探索夢的**基本**訊息。這個夢的詮釋不意味作夢者將會或應該會**真的**在洛根機場縱火，也不代表作夢者在現實上是個縱火狂或具有破壞性人格，也不代表機場如夢所顯示的起火了。在與火這個意象對話後，顯示出仍然可以取得移動性（mobility）。[7] 外在的約束並無法限制靈魂的活動，也不能限制在回家路上所伴隨著的喜悅感持續加深。這在作夢者的生活中成為一種重要的有效事實，這個特殊的例子，特別要考慮到作夢者正在期待著再過幾天就確實要進行膝關節手術。

無疑地，現實之間的區別在日常生活是重要的。當區別混淆時，我們與他人以及世界之間的對話就會崩毀。當社會對於「尋常」的普遍理解被打亂的時候，這種後果最為明顯。

在宗教社群之中來看，神可能「眞的」透過其中一位成員的靈視來說話。這靈視就成為宗教傳說的一部分，並且在其對話中被宣稱為人們共享、明確的眞實訊息。相較之下，一個失去社群支持而孤單的人，可能就無法進行帶有區別意涵而能有效分享的對話；這個現象就在被稱為「瘋狂」的崩潰中現示出來。因此，一個人對某人或某群體而言可能是先知，但對其他人而言卻可能是出現幻聽的人。因為「隸屬於先知的」群體認為先知的訊息是「眞實」的，這個現象便為整個群體創造出一個**支持的有效事實**。相較之下，令人覺得諷刺但不意外地，「病人」可能發現自己被群體迴避並且／或者被交付診斷程序，例如「事實檢驗」（reality testing）。對於眞理與現實未必要形成共同意見才能支撐這個論述（discourse），重要的是，所形成的區別能夠獲得接受。

回到先前的夢，我們可能納悶在夢到縱火這一夜裡洛根機場警察、旅客與機組員的想像事實爲何。某些人在那晚可能做著白日夢——希望飛機駕駛員們不在此列——當然在洛根這裡沒有任何人眞的需要處理起火燃燒的機場。即使他們的有效事實不同，但每一組人都彷彿眞正經歷到他或她的有效事實——正如作夢者一樣——而且每一個人都處理同樣的意象：洛根機場。燃燒的機場這個意象不僅進入個體的有效事實；在想像事實與表相事實也都自有其存在。

有效事實透過在世存有被創造出來。它事實上是存有的靈魂。正是它讓我們有**感覺**。在我們的有效事實中，世界在我們的「開展」中出現。這是海德格所謂的「世界成爲世界」（worlding of the world）。此外，我們解釋有效事實的方法與來由，就是在構造故事，無論那是科學、心理學或宗教的論述。如果不想在推敲中迷路，我們就必須回頭聚焦在有效事實，而不是思索表相事實或想像事實的源起（genesis）。

例如，我們可以聚焦在夢的源起，把它解釋爲無意識記憶、壓抑的情感、原型或神靈的聲音所造成的結果。但我們若是一直留在有效事實並要求意象爲自己說話，我們的探究絕對無法豐富。現象就是**夢來了**，而我們無法直接控制它的來臨。我們透過發問「你是誰？」、「你是什麼？」、「你怎麼了？」，並聆聽它的語言，對其來源不偏頗，從而獲致意象的**根本**意義。

在現象學上，只有在我允許意象參與我的有效事實時，才有可能對它加以理會。此外，毀滅或受苦的圖像，例如前述夢到失火的機場這個意象，未必會創造出一種破壞性的（destructive）

或毫無美感的有效事實；而平和或喜悅的意象未必會創造出一個的有助益的（constructive）有效事實。

一把斧頭砍著樹，這樣的意象對於一個想要蓋一棟木造房屋的建築師，與一個看著家園因爲造紙廠需要木料而遭破壞的雨林原住民，意義並不一樣。燃燒的機場，對於旅客、畫家或刻意使棄置的機場起火以做爲訓練之用的救火員來講，也有不同意義。一個意象本身未必就是破壞性的或不好的，反而是**有效事實**決定它如何被看待。

夢、想像以及藝術過程的現實

有效事實是由想像與表相事實所定義，因此無法獨自存在；而它們各自的特徵可以藉由不同的覺察狀態來顯現。例如，夢壓制了空間與時間的表相事實，把被動、無力的作夢者曝露在想像事實之中。在想像中，表面與想像的領域之間有著有趣的互動。我們可以被引導或引導自己到某種程度，但是當我們屈服時，意象也可以按照其自身的進程帶領著我們。某些意象甚至可能意外出現，並干擾我們的期待。

在藝術過程中，有效事實進入想像事實裡。同樣的，藝術過程的塑造也可以進入表相事實中。所形成並轉化的材料確實是眞的、具備事物的質地（thingly）；所使用的工具是「眞的器具」。至於所得的成品，想像取得了形式，一種具備事物質地的現實。動物可能經驗得到夢與形像，甚至色彩，但只有人是**藝術家**；只有人類會把實質與想像賦予素材之上。他們不需要把素材轉變成其所代表的表相事實才能達到這種成果。一幅畫出來的火不會**真的**讓展場的溫度升高，然而觀者在觀看時卻可能經驗到溫暖或有溫暖的想像。

工匠人（homo faber）[8] 跟諸神一樣，透過創造性行動爲新的有效事實開創空間。難道沒有足夠的理由希望這種創造會服膺美學規範，而且新的有效事實在治療中會散發出幸福之美？傳統上，這些特質都是由藝術體系支撐起來的。

通常，藝術家——不像心理治療領域的人那樣——並不關心意象的起源，也不關心表面上的「實用性」。他們關心的毋寧是意象成形了「美」。此外，藝術家不斷地體驗到意象不能被強迫發生。

我們可以進一步說，藝術活動藉由在各個現實之間創造出區別的場域，使得有效事實得以改善並受到囿限，而這些區別有助於與有效事實的聯繫。以上述那幅繪出的火焰爲例，繪畫這個活動涉及到的現實是：將**真實的**畫筆在**真實的**畫紙上揮灑，並創造出一個火的**意象**（想像），帶來燃燒物體所產生的興奮**效果**。如我們稍後會詳談的，當我們介紹「框架」（framing）這個技巧時，絕對不要在臨床上混淆了這種區別。

註釋．NOTES

1 編註：海德格認爲人在的存在就是「在世存有」和「共同存有」。「在世存有」指每一個人的存有都是在時空的限制內，人來到世上，也就是人存在的開始，並沒有經由自己的同意，因此是命定的，產生了焦慮，這是人首先遭遇的命運，也是促使人覺悟自己存在的命定和無奈，沒有自由選擇性。（余佳貞，〈存在主義在生命教育之啓示〉

2 編註：弗洛勒斯是智利工程師，一九七〇年代曾擔任智利政府的財政部長，協助發展一項名爲「協同控制工程」（project Cybersyn）的計劃，創造一套網路管理系統，藉此將工人與管理者連結起來，改善企業效率。

3 編註：高達美（H. Gadamer, 1900 － 2002），著名德國哲學家、詮釋學大師，對詮釋學有巨大貢獻。

4 編註：馬圖拉納（ Humberto Maturana）1928 年生於智利，是一位生物學家。

5 編註：海森堡（Heisenberg, 1901 － 1976）是德國物理學家，量子力學的創始人之一，提出了「測不準原理」。

6 編註：馬斯特納（Wolfgang Mastnak ）德國慕尼黑音樂與戲劇大學（University of Music and Performing Arts Munich）講座教授。

7 原註：關於對話藝術更多的細節，請參照第四部分討論對話那一段。

8 編註：工匠人的概念是指人類能夠使用工具來掌控自己的環境和命運。

chapter 3

第三章

藝術治療之精髓

藝術治療師到底能做些什麼？
他們既不開藥，也不打麻醉，
不打針，不消毒，不開刀，不縫合，也不包紮。

藝術便是他的良藥；
腹式呼吸便是他的麻醉術；
他張開雙臂，便是在注射；
調動感官，和患者密切互動，便是在消毒；
任由對方宣洩痛苦，便是在開刀；
他提供新的想法，便是在縫合；
而他所用來包紮的並非繃帶，而是信仰、歌謠、音樂、舞蹈、故事、表演，意象的成形（the image-ing）。

是的，所用的工具也許與眾不同，
但傷口的確一直在癒合。

美

「什麼是美？」所有藝術理論歸根究柢都是在回答這個根本問題，而由這個問題引發的對話就涉及到美學。雖然不是人人都有藝術家的水準，但至少做爲人類，每個人都有自己的審美觀。但個人審美在治療室彷彿成爲禁忌，也許是因爲治療師們害怕一旦對案主作品中的美做出反應，就很難避免對其優劣做出判斷，而這麼做可能會有反效果，傷害案主的自尊心。但是，如果因此就壓抑自己的審美能力，豈不因噎廢食？不但沒能運用這項寶貴的才能來幫助藝術發揮治癒功能，還阻礙了治療雙方關係的深化。

問題的關鍵並不在於美學在表達性藝術治療中是否佔有一席之地——這是毋庸置疑的，而在於如何最優化地、更負責任地運用美學知識。這也是本部分將探討的主要內容。

美學是一門相對年輕的學科，雖然關於美的討論可以追溯到古希臘時期，但美學做爲學科要到 1750 年才由亞歷山大．戈特利布．鮑姆嘉騰[1]創立。他的美學理論嚴格建立在笛卡兒典範（Cartesian paradigm）之上，並且主要從物體的形式出發來考量藝術作品。而美學心理學由約翰．海因里希．茨喬科（Johann Heinrich Tschokke）於 1793 年創立，後來由心理學家古斯塔夫．西奧多．菲希納（Gustav Theodor Fechner）繼承，這個學派有如下假設：美的效力源自觀察者投射於被觀察物之上的生命（Alesch, 1991, p. 29-33）。

如果眞要從藝術治療這一滋養靈魂的治療方式出發去探索美學，就必須超越正統美學追求形式完美的傳統理念，也必須超越「對美的判斷因人而異」這一過於簡化的說法。我們應當注意的，是一種被稱爲「**審美反應**」的現象。這種現象發生在同時以藝術的表現者**以及**觀察者兩種身分參與藝術創作的人身上。它所描述的並不是如何用客觀的標準來衡量藝術之美，恰恰相反，審美反應指的是**在觀看藝術表演或者面對藝術作品時，每個人會有自己獨特的應對方式**這一現象。這些應對方式觸動心靈、喚起想像、感染情緒、引發思考，而我們的目的是注重它們的**品質**，而不是刻板地將一種審美反應和一種藝術形式對號入座。這一研究能證實先前的觀點，即美學在深度心理學（depth psychology）的研究及實踐中扮演重要角色。

審美反應與美學責任

我們在這裡所用的「審美反應」這個術語，指的是一種源自身體的明顯反應，可以由腦海中的某種想像引起，或者透過觀察一種藝術行爲、一件藝術品而產生。當這種反應足夠深刻、足夠觸動人心的時候，我們會稱其「感動」、「令人無法呼吸」，這樣的語言恰恰暗示，意象所引發的是一種感官效果。正如希爾曼[2]所說，當面對美的時候，會有呼吸急促（或吸氣〔inspiration〕）的感覺，即使不一定眞的會發生[3]。

詹德林（1991）在自創的「聚焦法」（focusing method）中將審美反應描述爲一種「意感」（felt sense），即新出現的意象引發了某種「對的感覺」（quite right）。在意感之前，覺察會產生變化，對精神治療過程的理解也會更加敏銳。用於形容這一變化的語言，例如「感人」、「呼吸急促」、「心跳停止」，都說明審美反應是一種想像的、感官的、出乎意料的反應，布勒（Bühler）在他所謂的「阿哈」體驗（Aha experience）[4]中也指出，審美反應易於分辨，並且會對呼吸產生影響——無論這種體驗是極度愉悅的，還是充滿痛苦與憎惡，都可以用一聲「阿哈」來表達。而與之相反的，是一種鈍感（dullness），一種**無法**回應的狀態，我們可以稱之爲**麻木**。

這樣一來，我們如何區分「麻木」和不具備感染力的作品所導致的**無感**呢？換句話說，如果一位病人無法對一幅畫做出反應，原因是在（不具備感染力的）作品，還是在（內心麻木的）病人？只有治療師和案主都經過嚴格訓練，學會打開感官、辨認並運用審美反應，才能分清二者的區別。這一點對於心理治療師尤其重要，因爲審美反應可以幫助治療進入更深層次。此外，深層反應能夠同時觸動感官和情緒，爲打開心靈之門提供便利。而要做到這一點，必須提供足夠空間去刺激感官，讓感官在信任與自在的氛圍下培養出敏銳的感受。

如今的世界充滿使人麻木的機制，要與之對抗是不小的挑戰。難道正是因爲生活中太缺乏眞正的美，我們才不得不令自己麻木一些，以免受到殘酷現實的傷害？也許當代治療師們所擔憂的「來自過去的」傷害，應該與「來自眼前的」傷害一同考慮。這麼說來，審美反應說不定還具備些許政治意味。

審美反應是一種由藝術**產品**引發的現象，而美學責任所牽涉的現象則考慮到藝術**過程**。之後我們會看到，若要使美成爲表達性藝術治療的有力工具，二者缺一不可。

首先，我們已經知道，審美反應標誌著一個浮現出來的意象的重要性——無論其內容令人愉悅與否。這就好比胸口發悶意味著心臟可能出問題一樣。與意象進行對話，能令其展現出更多的美與更豐富的內涵，揭示其眞正的意義。藝術作品或「產品」包含各種意象，令人著迷也好、厭惡也罷，都由與美相關的愛慾所掌握。因此審美反應與情色有著緊密聯繫，這一點我們在討論美學責任的時候會提出。

研究美學責任時，魯道夫・阿恩海姆（Rudolph Arnheim）曾評論過藝術與愛慾的聯繫，他認爲沒有哪種藝術過程可以脫離「愛的感覺」（loving affection）而存在。這種愛慾的傾向並不一定明顯表露在展現出來的物體和主題當中，但是可以從遺留在作品中的藝術過程痕跡看出來，而這種痕跡，就是所謂「愛的感覺」（Arnheim , 1987）。

對主題和作品的無比專注，對藝術過程廢寢忘食的投入，喜怒哀樂對於藝術家和藝術作品的滲透……這些都反映出對作品的愛。柏拉圖主義者認爲美可以喚起強大而濃烈的愛意。愛慾影響著哲學家和藝術家——它的象徵正是希臘神話中的愛神厄洛斯。

藝術創造中的愛慾體驗，在作品得到創作者認可而**放手**之際便終止了，這說明了與愛慾的牽扯之中所抱持的態度眞的是「不佔有」。上述特質也存在於「非專業藝術家」身上，比如兒童或接受治療者。這些特質不一定是評判作品優劣的標準，但可以使這些作品與功利主義的藝術活動有所區別——那些爲了某種目的而進行的藝術創作，比如爲了滿足市場營銷目標、爲了通過各種預先設定了機械性標準的測試和評估而拍攝的照片（並不是說藝術在這樣的條件下不能進步，有時即便是功利主義的藝術也能繁榮發展）。

因此，美的存在並不僅僅依賴於抽象或具象的主題和作品，而是蘊藏於整個藝術表達過程——蘊含了愛的情感的表達。這也是爲何畢卡索的「格爾尼卡」（Guernica）、高大宜[5]的「匈牙利詩篇」（Psalmus Hungaricus）、波希畫中的地獄[6]、布勒哲爾[7]筆下的醉漢、巴哈的《受難曲》（Passions）中所展現的受難場景，還有其他許多由案主創作的飽含苦難的畫面、動作、聲音、韻律、表演和文字，能如此深刻地打動我們的原因。

這些表現形式喚起的是注意力和同理心，而不是焦慮和抗拒。美讓我們接近苦難的、痛苦的、醜陋的、令人反感的東西，這種力量符合榮格的原型理論，在「美女與野獸」的神話中也充分得到了展現。

如果我們負責任地回應藝術過程浮現出來的東西（emergent），我們便是在履行「美學責任」。負責任的美學態度可以防止心理治療過程帶來破壞，培養這樣的態度需要一些核心的特質，下文便予以詳細說明。

美學責任實踐

一旦治療師準備完畢，或者說「淨化」完畢，能夠開始分析藝術作品[8]，他們也就準備好運用工作坊藝術獨有的理論和語言——也就是美學責任。美學責任的運用是一種心理治療意義上的對抗，對於運用藝術來處理治療關係也是至關重要。

以下特質正是藝術／治療過程中以負責任的審美態度參與所應當具備的：

- 高專注度、盡心盡責。
- 不受時空限制的臣服。
- 對藝術家與浮現出來的東西之間界線的滲透。
- 被浮現出來的東西吸引或產生渴望，但不帶有「佔有」的感情。
- 作品得到認可時要放手。
- 這一過程是否合理真實，與浮現出來的東西本身展現的美醜並無關聯。

這些原則將在下文通過例子一一解析，由此來討論美在治療中的作用。

美在治療中的作用

使無序的有序，

使有序的無序，
直到可以自我平衡

美學的考量能引導我們採取開放且敏感的方式，去面對有效事實的來臨。我們會關心技術和方法，從而可以善盡審美責任、解放創造力，並且培養能夠向想像開放的技巧。那麼美學參與在實踐中到底是什麼樣的呢？下面有幾個例子。

表演

舞台可以讓我們與「舞台下」同時並存。在戲劇表演中，治療師可能會像下面這樣提出干預：

「聲音和手勢似乎與人物刻劃的形象不符。我們試著尋找一下合適的音調來演繹安進入房間之前的那段話。」

如果治療工作坊的作品能夠磨練出最佳的美學品質，那麼戲劇這門藝術會對人的心理產生巨大影響。莫雷諾認識到這一點，並在自創的「自發性劇場」（Theater of Spontaneity）中加以運用，從而發展並完善了心理劇技術（1959）。同樣的，在表演理論中，戲劇的心理力量也得到了承認和運用，比如前蘇聯康士坦丁．斯坦尼斯拉夫斯基 1961 年的作品[9]、波蘭的耶日．葛洛托夫斯基 1970 年的作品[10]，以及法國製片人尚 · 胡許 1975 年的作品[11]。

舞蹈／動作

忘記，然後重新學習動作
隨你的感動而動

舞蹈治療中，可能出現如下對話：

治療師：我看到你的上半身和手臂的動作向外伸展，並且中途向上斜斜伸出，彷彿一對翱翔的翅膀，但我看不出是在飛還是在降落，這在腿部動作中尤其明顯。

舞者：我想成爲一隻鳥，但我感覺到自己無法離開地面。

治療師：試著想像空氣的感覺。（引導對方用力呼吸，並用嘴巴發出風聲。於是對方的雙腳便更加直直向下蹬，顯現強大而從容的力量，模仿鳥類從樹枝上騰空之前用力蹬起的動作）

治療師：還有什麼阻礙你乘風而起？試試脖子、上半身還有肩膀的動作。

（最後，經過一段諸如此類的互動之後，案主放開喉嚨像海鷗一樣叫了起來，同時向上跳起，表演出一個十分具有說服力的飛翔動作。這一即興的舞蹈既美麗又充滿了情感的宣洩）

在身體導向的心理治療（body-oriented psychotherapy）中我們可能會看到類似的結果，但這裡的不同在於，呼吸、身體、聲音處在藝術框架之中，在精髓漸漸展現的同時愈發美麗。儘管身體導向的心理治療也是爲了達到同樣的目標，但是美學並不被考慮在此類治療當中。

繪畫

要想了解夢境（或意象），我們必須進入其中。（McNiff, 1993）

在素描或繪畫領域，治療師要指導其他人發現「對的」意象，因此可能會做出如下介入：「用大張一點的紙試試看！」「多加點水！」「動手之前仔細觀察！」「再來一次！」「小心虛空間（negative space，按：指形象之外的空間，亦爲構圖的重要部分）！」「試試只用顏色來定義這塊空間。」

繪畫還有一個額外的好處，可以讓作品攜帶著分析材料歷經多次分析時段，而不致「斷線」，因此分析材料可以保留到下一個時段。參與者既可以繼續完成作品，也可以從頭再畫。同時，可以前後對比這些變化，它本身就是一部不斷發生轉變的紀錄。留存一系列畫作並加以思索，這一過程就如同在捕捉生命存在的有效事實，從而觀察它如何實現。

寫作

寫作的藝術
始於
聆聽
使我得見者

寫作，因爲需要思考，所以使人可以同時向前和向後看。通過腦海中湧出的隱喻和聲音所傳達的信息，我們找到了有關過去的答案，同時也召喚了未來。要尋找意義，必須要臣服於寫作過程中內心存在的所見、所聞。

在運用詩意語言的時候，美學責任關係到「寫」和「讀」兩個方面。

就「寫」而言，治療師或許可以鼓勵下筆如流水不中斷的自發性自由書寫。

然後建議閱讀整篇自由寫作的文本，尋找審美反應。在另一張紙上按照性質的不同把這些審美反應記錄下來。接下來，治療師還可以建議案主自由擺弄這些文字，比如將它們拆解重組，或者添加、改寫、刪減一些詞語。好比一塊塊拼貼一樣，直到出現一首詩作。

在發表文本時，應當鼓勵作者大聲朗讀、咬字清晰，通過重複、誇張的技巧，運用手勢甚至整個身體的動作使表達更加明確。

自發性自由寫作方式幫助寫作者避免陳腔濫調。治療師要避免以「家長」、「老師」的姿態強加清晰的指令，才能發揮治療干預的影響力。自由寫作幫助作者根據自己的直覺、感情和想像去創作，和創造建立聯繫。因爲作者允許作品感動自己，所以作品本身就成了治療工具。

音樂

音樂
你是時間女王
你將我帶至永無止盡的此時此刻。

〔在這個例子裡，治療師想要了解案主是否企圖將規律、制式的節拍運用在浮現出來的韻律上。在技術上給予建議以澄清想法之後，便發現案主有意／渴望在節拍之間搖擺〕

治療師：好，那麼我們現在來嘗試不同的極端方式，先從無序、混亂的聲音表現開始，然後稍做停頓，再開始用一兩個音嘗試簡單的節拍。

〔接下來是一段充滿張力的工作。兩種極端所帶來的情緒差異喚起一些意象，指向案主自己在日常工作碰到混亂的情況下要保持聚焦有多麼困難。只有在深刻理解了這種困境之後，這場即興的音樂表達才找到了自己最有說服力而散發出美的形式〕

在團體音樂治療的狀況下，可能會發生下面這種情況：

在聆聽團體即興表演的錄音時，治療師和演出者一起分析這段音樂的結構、形式。分析過後，團體成員就如何重新演繹這段音樂達成共識。他們持續演奏，直到美感獲得滿足。通過即興的工作坊，許多團體互動方面的問題得以解決，因爲團體會努力形成具有說服力的音樂形式——既適用於獨奏也適用於合奏，或者符合動機和主題的發展、處理等等。

當美學的意見優先於以矯正爲目的的意見時，心理治療關係中的壓力就會消失，否則這種壓力會醞釀出負罪感，促使人們想努力達成心理學上調配出來的道德目標。比如在一段音樂治療中，我們遇到一個演奏三角鐵的學生，他的演奏總是被其他樂器的聲音淹沒。出於對團體互動的擔憂，我們可能會忍不住當著三角鐵演奏者的面說他不夠自信，並且要求其他比較「居支配地位」的人降低音量，而這種做法或許會讓人覺得難堪。其實團體互動的問題是很好解決的，只要專注於音樂創作過程的問題，而不是彰顯人際關係的問題。比如，治療師可以建議團體一起聽這次演奏的錄音，鼓勵成員說說自己聽到什麼，在他們發現沒有聽見三角鐵聲音的時候，便建議再次演奏，直到聲音聽起來達到美學的平衡和悅耳。

這種增強有效事實的做法可以被稱爲對美學原則的心理學介入。這會讓有效事實觸及靈魂深處——愛慾和心靈誕生的地方。因此，通過美來增強有效事實是充滿感情的方法，並且在心理上和生理上顯露出來。

審美反應做為一種介入

我們已經以美學標準爲基礎、以美學責任爲重點，研究了作品形成過程中的心理治療介入。在表達性藝術治療中，我們還可以針對「產品」提供治療介入，也就是面對完成的作品，比如繪畫、故事、詩歌、歌曲、舞蹈以及戲劇、音樂表演等。

對許多治療師來說，在有作品的情況下應對問題讓他們覺得更有把握，只要在這之前是按照某個定義明晰的理論讓作品發生，但是這種方法可能會忽略「駛過急浪險灘的小舟」。治療師試圖解決「此岸」的問題，往往容易忘記有效事實具有擴張性，要到達「彼岸」就必須時刻警惕。在精神治療中要更有效地「遇見作品」，必須建立在以審美反應爲基礎的美學傳統上。

即使做了充足的準備，表達性藝術治療師也必須具備巨大的耐力才能頭腦清晰、保持警惕。在這種親密度很高的環境中，治療師必須時刻注意不要被反移情（countertransference）的內容影響。

反移情考量

你推我向前，
但你從身後突然出現——
一切皆模糊不清，
直到我看見了**你**。

治療師要實現的正是上面所說的那種「淨化的」或滌淨的態度，要小心謹慎，注意不要因爲反移情或者神經質的需求而污染了審美反應。我們必須不斷地用下面這些問題檢查自己做出某種回應的動機，以及反問這份工作對我們的吸引力到底是什麼：

- 吸引我的只是令人愉悅、讓人著迷的「阿哈」體驗嗎？我有沒有足夠的熱情和耐心去忍受那些苦澀的、醜陋的內容？

- 比起被美所吸引，我是不是更沉醉於自己的診斷被證實所帶來的那種滿足感？我有沒有愛上這種一心證明自己假說正確性的推理遊戲，還是說只想做為一個好治療師而獲得承認？
- 我對展示出來的內容感到驚訝，是因為內容本身，還是因為我看到了自己覺得會看到的東西？換句話說，我是不是對自己「是對的」感到沾沾自喜？
- 我有沒有對內容產生一種微弱的好奇心？我的審美反應是否來自一種熱切的、喜愛的感覺，並伴隨著歡樂、驚奇和敬畏？還是說我會裝出一幅有興趣的樣子，故意表現得情緒化？我有沒有勇氣表現出興趣，儘管我其實感到很焦慮？
- 我是否準備好應對未知的美學提示（aesthetic cues），並給予培養，直到它們能夠以技巧展現且得到理解？還是說我在用我的反應影響一件藝術品的演變，讓它符合我為案主的作品設定的一套正統美學標準？
- 在知曉獲得承認對案主來說有多重要的前提下，我能不能誠實地指出作品中缺乏審美反應，並依舊提議轉換成另一種藝術形式來探索其意義？抑或我會假裝做出審美反應，僅僅為了輕鬆的心情，或是強行把療程推向結束？

像這樣的問題還有很多，每一個問題都碰觸到反移情的困境。質疑治療師的動機是分析反移情的核心。我們必須不斷質疑自己的美學動機，問問自己為什麼要參與這些揭露痛苦的、醜陋的、驚人的和噁心的事實的活動。難道是助人症候群（a helping syndrome）的缺陷——煽情主義（sensationalism）在作祟？是克服了焦慮之後的勇氣？還是對作品的深切愛意喚起的那份細膩的體悟、那份好比獻身於某個藝術體系一般，堅定的關注和投入？這份吸引力是不是不具備佔有性？有沒有足夠的空間去進行分離，就好像之前說的藝術家對作品放手一樣？對痛苦內容的同情心是否承載了審美反應——也就是那些出於認可的「啊」和「阿哈」？我們把這種對動機的質疑叫做「藝術模擬質詢」（art analogue inquiry）。

關於上面這個話題，分析師穆勒．布倫瑞克（Müller Braunschweig）曾將心理治療與藝術進行類比，然而在此我要指出，不應該把案主比做一件藝術品。如果要說的話，也應該是把雙方——案主和治療師——的相處過程和逐步變化的藝術相比擬（Salber, 1980, p. 19）。我們已經看到美與愛的出現並不依賴於藝術作品的內容，而是由敞開心靈過程中出現的美學責任和面對作品時所做出的審美反應導致的。早先提到的美女與野獸的神話正是這一現象的代表，並且可以透過藝術模擬質詢來理解。

在 1986 年於哈佛大學舉辦的一次論壇上[12]，學者們研究了藝術模擬質詢。論壇上，圍繞柬甫寨戰爭（Cambodian war）酷刑受害者的心理治療展開了討論。到底應該鼓勵案主講述自己的創傷，還是要幫助他們忘記這份經歷，讓他們不再受惡夢折磨？一些學者根據對二戰老兵進行心理治療的經驗，提出警告認爲隨著材料的揭露可能會導致精神崩潰，另一些人則認爲刻意讓案主忘記痛苦經歷會引起嚴重的憂鬱症。材料研究包含了雙方觀點，爲了進一步探討這一議題，討論轉向了對反移情現象的檢視。大多數與會者都認爲，上文提出的任何方式都不能徹底解決問題背後的道德考量。

要對類似這樣的道德問題進行藝術模擬質詢，難免要討論「強制揭露」（force disclosure，出於隱藏的煽情主義動機），和「故意隱瞞」（cover up，爲了堅持一種說教式的美學）。藝術模擬質詢同樣質疑機械性的治療方法，也就是如實重現痛苦經歷，而不是耐心地提供一個安全和開放的容器，讓痛苦在有必要的時候慢慢形成，並找到熱情的所在進而得以轉化。

美與愛在治療中的出現和在藝術中的出現是類似的，與藝術作品或主題本身無關。但它們必須是從作品本身以及治療關係中散發出來的，才能成功。正如我們已經注意到的，這依賴於敞開心靈過程中出現的美學責任，和面對所浮現出來的東西時做出的審美反應。這樣一來，我們就能以慈悲心來忍受那些痛苦的、醜陋的、驚人的、可憎的內容，將這些意象獨立於道德批判之外來看待，並意識到其本質中的美。

也許可以用一個例子來解釋這個做法如何發揮作用。在之前說到的哈佛論壇上，一位精神病專家提出一名在柬埔寨集中營受過折磨的婦女的案例。她在一次集體治療中講述了自己可怕的遭遇，那時對她的治療已經到了後期。團體中的其他成員自發地舉行了某種柬埔寨當地的傳統儀式來回應她。在儀式上，一位「長老」講述了自己家鄉一則可怕的「黑暗」傳說。通過故事的講述，案主的創傷被納入了這古老民族神話的原型裡，這原型承載著他們民族文化中許多不可思議的可怕故事。儘管這一儀式不可能改寫已經發生的悲劇，但卻爲案主內心的憤怒和公開提供了一個安全的容器，讓痛苦能夠以符合需要的方式呈現出來，並找到原型的美。

治療師培育對美的強烈決心，是浮現而出的意象的僕人。在謙卑地服從降臨而至的意義時，必須具備熱情、愛慾，甚至轉化上的敵意。但愛慾必須讓開路，否則治療不會出現驚喜。治療師和藝術家一樣，需要訓練有素，需要有耐心陪伴無助的人，而唯有堅定的信念才有助於達到這些要求。一名表達性藝術治療師必須對靈魂的光明與陰影保持近乎宗教信仰般的包容態度。

展示、反饋和反思

治療中一個關鍵的美學問題，就是要如何展示作品才能得到反饋、進行反思，以及如何展示反饋。我們想就如何展示藝術作品才能引起更多交流，進行詳細闡述。

爲使藝術的分享和處理更加便利，治療師使用傳統的展現儀式。當被問到「你想如何展示你的作品？」時，案主可以選擇展覽；音樂、舞蹈或戲劇表演；朗誦詩歌；或者在展示時表演某種特殊儀式。做爲充分在場的旁觀者，治療師自己也成爲了有效事實的一部分。要注意區分想像事實、表演者、旁觀者和旁觀者的現實。通過清楚的區分，我們堅定顯示了保護有效事實的必要性。

爲了確實保護有效事實，必須時刻牢記：藝術家不是意象，意象也不是藝術家的一部分。換一種說法就是，是意象降臨到藝術家身上，被藝術家所接受，對他們產生重要的意義。當意象展示給別人的時候，它們便是禮物，能增加對話、交流和溝通。

史蒂芬．理文在短文《帶著禮物去赴宴》（Bearing Gifts to the Feast）中這樣寫道：

> 展示的結構和通過儀式（rite of passage）[13]是一樣的。展示者必須將自己與團體隔離，進入一種痛苦脆弱的閾限狀態（liminal state），最終再次融入社群當中……但如果團體不能夠接受新狀況，那麼展示依舊是不完整的，是無效的。因此展示需要整個團體的參與才能成功……現在我們可以看到，做為通過儀式的展示事實上是禮物的交換……也就是說，團體在得到了展示者的禮物之後，自身的天賦復甦了，出於感激的心情，希望能夠回饋對方，完成互相饋贈的循環……其中的神奇之處在於，痛苦的交流形成的是一個治癒的環境，當禮物的精神觸碰到團體的時候，痛苦變成了歡樂，它不是一味規避痛苦而帶來的所謂「幸福」，那是淺

> 薄、短暫、虛假的做法。相反的，它是靈魂與自身和外界進行了深刻、持久、真實的交流之後產生的，是共同體——人類善意的體驗。（Levine, 1992, pp. 53-56）

這樣的交流是一種增強，可以擴展有效事實、改善展示效果，如果沒有分擔那些可怕的經歷——這在混淆了這些前提的框架之下進行展示時有可能會發生——那麼這些改善都不會發生。

如果通過表演來展示，我們就要訴諸表演藝術的框架（framing）技巧。這是很有必要的，因爲在表演展示中，很容易將展示者與他們所要展示的意象混淆。比如，一個飾演拷問者的表演者，以我們所見到的現況而形成的假設來看，他並不是我們需要小心的人，他只是表演了拷問的場景，是爲了讓意象出現才做的表演。但是，這一任務仍然會對表演者的有效事實產生特殊的意義。而在表演發生的同時，他的有效事實也變成了我們的有效事實，並因此對我們所有人都產生了意義。意象獨立於我們全部之外而存在於這世上，並在展示中造訪了每一個在場的人。我們能否不用責怪、防備的標籤去迎對那意象，或杜絕想要繼續讓它隱藏起來的衝動，因爲它會在那藏匿之處發揮作用卻無人知情？

當然會有一些理論推測這些表演角色的涵義，但這些理論不是絕對正確的，它們是理論家想像的產物，因此要持續進行新的闡釋。角色是「我們的影子」、是「內心壓抑的情緒尋找表達方法的嘗試」，這些說法也許有一些道理，但過於籠統，不能夠滿足仔細、審慎的心靈研究，我們希望看見更多有想像力的細膩研究。任何研究都不可以受限於理論，我們反而應該允許角色展露自己，如果細心、勇敢地去傾聽它們的語言，角色可以變成更多東西、代表更多意義。當我們把目光集中在如何用種種外在理論去闡釋時，我們也就阻礙了藝術作品實現意象的眞正力量。而唯有完全向所有浮現出來的東西開放，才能擁有這種力量。其結果就是揭示我們最需要知道的內容——目的與意義。

「框架」是一種運用藝術來建構治療時段、容納治療材料的方式，它幫助我們在安全的氛圍中與有效事實共存，並區分展示者與展示內容（請參見第四章的探討）。

很顯然，最常用於將展示與反思及反饋聯繫起來的感知模式，就是口頭對話——有時也叫「處理」（processing），這也是我們分享意見、拓寬理解時最熟悉的模式。雖然口頭對話是最常用的一種方法，但它也有自己的缺陷，其中最顯著的一個就是，當人們用非詩化的語言交流時，很容易對所討論的內容貼標籤、評頭論足、提供建議。

其實還可以換一種藝術的、運用想像力的方法來分享意見。比如，在一次針對團體某名成員的治療結束之後，其他成員可以創造視覺意象來反映他們的感想，或者講述自己被觸動的一段記憶、一段類似的經歷，甚至可以用一個單獨的聲音或手勢來表達自己被喚起的某種情感。這種運用想像力的方式有一個額外的優點，它可以告訴展示者他們的經歷和情感得到了眞正的認可——這是他們最需要的，而不是讓其他成員產生「解決問題」的衝動，一味尋找快速但不成熟的解決方案。

對於任何心理治療體驗來說，反思都是一個重要的組成部分，它使得案主對一次治療產生完滿的感覺。感知互動的反思（intermodal reflection）是一種寶貴的技巧，需要經過充分的訓練，要對不同感知模式在感官、知覺和功能上的區別有足夠的敏銳，並充分了解不同藝術形式的共通性。

愛慾

你的氣息
充滿了我的呼吸
香氣充滿肺腔
像春天山巒上的小溪
沖刷血管 脈搏如潮水衝盪
我將靈魂安放於河床 豐饒的泥土地
期盼著
等待著溪水沖刷
浪潮來襲
河上扁舟為之搖晃
浪潮打上前廊 潮水湧進家門
家具像孩子的搖籃
隨著潮水搖晃

接下來我們要探索愛這個主題。爲「愛」下定義時要很小心，因爲如果用僵化的方式爲它下定義，會破壞愛的模稜兩可及多面向。人類自古以來一直試圖尋找用來描述愛的文字。對生命來說最重要的東西，例如愛，似乎只能用詩、故事，或是結結巴巴的方式來描述。愛的本質抗拒以哲學或科學的方式來定義，它存在於錯綜複雜的狀態之中。所以我們能夠接受結結巴巴的描述，用意象及故事來幫助自己理解愛的意義，用各式各樣的名詞來說明——愛慾（Eros）[14]、性慾、同情心、大愛、慾求（Epithymia，相當英文的 desire、wish）、友愛；或向各式各樣代表愛的神祇祈禱；當然我們還是可以固執地堅持爲愛下定義，但這同時也會限制了我們的想像力。

我們選擇了結結巴巴的方式，所以接下來我們對愛的探索和了解會盡量包含所有古今中外對愛的詮釋。我們也會用想像力來探索愛的某些特定層面，就像我們在本書中探討其他意象及想法時一樣。我們會使用許多捕捉到愛的特定層面的文字及意象，來進行探討。也許是看待愛的不同角度，也可能是不同的面向、色彩，或質地。不論如何，包括這本書在內，沒有任何的學術性文章能夠像藝術一樣彰顯出愛的意義。畢竟，除了詩之外，還有什麼更能捕捉愛的精髓？簡而言之，我們接下來要做的，就是解構用藝術來闡釋愛的本質這件事，用謙卑的態度試圖證實它。

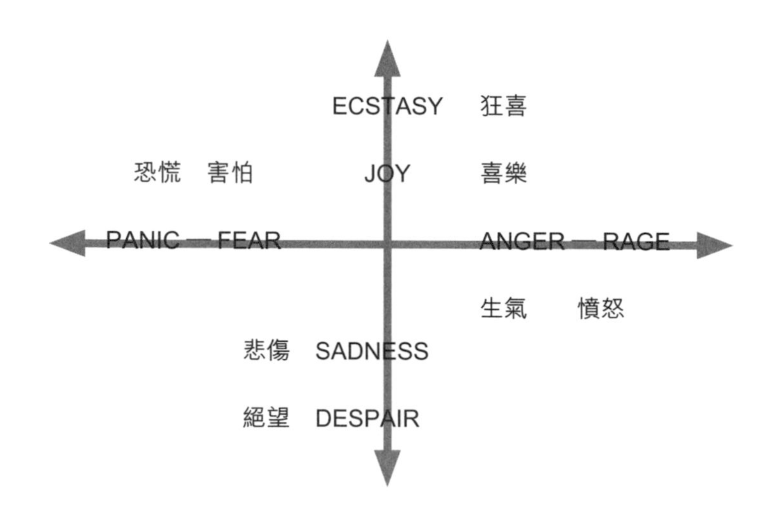

愛與感受的光譜

愛是一種感受嗎？還是一種心理狀態？一種態度？組成靈魂的材料？還是愛太過神祕，根本無法解釋？我們不想對愛下嚴格的定義，所以接下來我們要檢視一組與愛似乎有關的詞彙：**情緒**（emotion）、**心情**（mood）、**情感**（affect）、**感覺**（feeling）。

在一本醫學院精神科教科書中，有一張有趣的插圖，名爲「人類的基本情緒」（1980, p. 69, figure 4.2）。這張圖片看起來像個輪子，中間有個十字，劃分出四個區域。垂直軸上標註了「喜樂」，由「幸福」和「快樂」可達到這個狀態，再往上延伸則是「狂喜」。與這種「向上」的情緒形成對比的，則是位於下方的「悲傷」。在圖片中要沿著指向「低落」（low）方向的標示，才能到達悲傷，這讓我們想起心情低潮的時候。最低點則被標上了「絕望」。在圖的左側，我們看到了「害怕」——透過擔憂的情緒，我們會到達「恐慌」；右側則是通過「煩躁」到達的「生氣」及最右端的「憤怒」。我們簡單地重製了這張情緒的圖解，如左圖。

這張情緒圖解爲我們描繪了心理治療中常見的心理動力，雖然有些術語還需要釐清定義。我們都知道生氣與害怕、戰或逃、焦慮或憤怒並非居於中心（offcenter）的領域。從卡住的情緒狀態（locked states）開始改變的瞬間，我們都感覺得到這種情緒的循環流動。我們有時候必須先處理生氣的情緒，淚水才能自由流動，最終破涕而笑。有時候，我們必須進入絕望的深淵，才能從憤怒中得到力量。

用「循環」來比喻情緒很恰當，因爲我們在心理治療領域經常感受到情緒的循環。我們並不建議使用這個圖來做爲情緒的指導原則或模型，它只是幫助我們更了解情緒相關的術語。

包括《精神疾病診斷與統計手冊》（*The Diagnostic and Statistical Manual of Mental Disorders*, DSM）在內的許多精神醫學臨床手冊，在描述**情緒**、**心情**、**情感**、**感覺**時使用的詞彙非常讓人困惑，有些甚至和要描述的情緒恰恰相反。[15] 我們也找不到任何一本臨床診斷手冊中有提到愛這個字。

在萊斯利學院的臨床精神醫學研討會（Clinical seminars）[16] 中，我們試著在表達性藝術治療的工作中找到定義這些詞彙的方式。以下概述我們的定義：

感覺（feeling）是人皆有之的。我們都有談論感覺的能力，或是創造意象來描述它。我們需要安全的地點讓感覺流動，用情緒表現出來。我們能夠「**感受到**」某種感覺。

情緒（emotion）則是指我們將產生的感覺付諸行動去表達：快樂或悲傷的淚水、咯咯笑、啜泣、因生氣或憤怒而顫抖或結巴、喘氣、喊叫、嘆息。這些表達包含了所有詹德林（Gendlin, 1981）所謂的「意感」（參考第一章註 14），或對我們來說是「靈魂說的話」。我們「**表達**」情緒。

心情（mood）是感覺棲身之處的「氣候狀態」（climate）。好心情、低潮期和煩躁或焦慮的心情，決定了我們情緒的可能狀態。我們會「**處於**」某種心情之中。

情感（affect）則是「情緒的能力」。臨床上我們將情感區分爲遲鈍的、淺的、受限的、廣泛的。

痛苦與愉悅（pain and pleasure）指的是身體的覺受，能激起不同種類的感覺及情緒。悲傷或喜樂的情緒都有可能會偷偷地潛入愉悅的覺受之中，傷害激起的憤怒也可能會變成悲傷或恐懼，也有可能帶來快樂。

經過了這些討論，我們可以發現，愛似乎並不屬於以上的任何一個範疇。愛無法被歸類爲一種感覺、情緒或心情。愛爲我們帶來的感受也不僅僅只有一兩種而已。在愛當中，我們可能會感受到以上提到的所有感覺、情緒與心情，甚至還包括厭惡、生氣、惡意等等傳統上定義爲「負面」的情緒。我們可以將愛視爲靈魂對生命的反饋。

愛與恨，生與死

愛是創造生命的力量。愛以及用身體表達愛的渴望，兩者是不可能分開的。愛也牽涉到性慾、繁衍後代的本能，這些跟愛帶來的喜悅與神性的層次是緊密結合的。接納生命這些不同層面的體現並不容易，特別是當我們必須接受我們文化中令人嫌惡的意象竟也是愛的體現，就像要我們接受愛慾和犀牛搭著同一艘夢之船一樣[17]。

愛的本質是無條件的，不做評判的。在愛之中，想像力是無遠弗屆的。一個充滿靈性的戰士憤怒地爲反對戰爭及污染而戰，這個理念很容易被人接受，但是若一個人爲了引起大眾對不公義議題的注意而破壞物品，這個形象就比較難與愛聯想在一起。母獅爲了保護小獅而攻擊其他的動物，我們很容易將這行動與愛連結起來，但若情況是人類因爲嫉妒心而引起互相攻擊，我們立刻會想到的就是道德問題了。

我們習慣將愛與原諒、救贖聯想在一起，覺得愛就是容忍、多樣性，和坦率地包容。愛歡迎生命的多樣性，不喜歡封閉、狹隘、獨佔性等等概念。愛歡迎靈魂對生命的所有回應，所以我們也無法對愛隱瞞任何事情。

對從事藝術的人來說，自由之所以重要，就是基於以上原因。只有愛的力量足夠寬廣，能夠容納所有的情緒。愛讓我們知道，雨後才會出現彩虹，甚至經歷暴風雨本身就是彌足珍貴的經驗。大自然提供了我們許多想要使用比喻時可以參考的詞彙，所以我們會說「憤怒如山洪暴發」或是「悲傷如陰雨連綿」。

當愛缺席之時，我們會感到沒有未來、無望、壓抑，這些都讓生命力受限，甚至導向死亡。對死亡的讚揚存在於猶太教與基督教共有的道德價值當中，在死後世界比肉身世界更加美好的盼望之中，這些似乎都在暗示，生命是應該受限制的，特別是那些原始的、生命的驅動力，例如性慾或侵略的慾望等等。

我想這麼說是公平的——大部分的限制讓生命和藝術無法暢所欲言，會對想像力，也就是靈魂的疆域、夢想及藝術的沃土，造成不好的影響。矛盾的是，**對喜樂、恐懼、絕望、興奮、憤怒、困惑、高興等等情緒的意象開放並不會威脅到生命本身，但限制想像力絕對會威脅到靈魂的存在**。

對愛設限，以道德規範限制住愛，會產生宗教的基本教義派，將憎恨的行為合理化，這種情形在歷史中一再重演。愛與創造力是密不可分的，它們的關係為驚喜創造了空間，而在基本教義派的邏輯中，形式主義與寫實主義主導一切。

愛開放自己而與生命力結合，展現了對自然的崇拜——崇敬自然中的光明與黑暗的力量、混沌與結構、令人震攝的美。若將愛與美之間的連結削弱，變成無害的、令人麻痺的細節，就是將想像力的無盡潛力給掩蓋住了，這是很不公平的。想像力給我們的比那些膚淺的細節多得多。當我們全然地生活，想像力就有能力讓我們的靈魂隨之鼓動。

用原型意象敬拜愛

我們不可能將愛這麼有力量的東西變成理性概念的一部分，並訂出一個拘束的定義。換句話說，像愛這麼靈性、如此貼近生與死的東西，總是能激發我們的想像力。這在古今中外的所有藝術原則當中都看得到。所以，透過接觸藝術及神話等等傳達出的意象，我們會更能了解愛的本質。

許多關於愛的意象都是（文學理論當中所說的）原型（archetypal），這些意象在歷史的長河之中，一再重複地出現在許多不同的文化裡。我們能夠在這些意象中看到許多矛盾及多樣性。在巴洛克時期的畫作中，我們可以看到沒有拿弓箭但依舊調皮的邱比特，站在朱比特[18]身邊，朱比特代表智慧與永生，這兩者都是愛的象徵。

同樣讓人覺得矛盾的是，愛與死也常常被同時提起——在愛爾蘭的民謠當中，在羅密歐與茱麗葉的故事裡，在羽蛇（the plumed serpent）[19]或耶穌帶來救贖的犧牲當中。《聖經》〈雅歌〉第八章第六節提到了愛，所羅門說愛「如死之堅強」，而在十六世紀早期，畫家曼努埃爾（Niklaus Manuel）的畫作〈死亡之舞〉（Death Dance）[20]當中，死亡如同一位愛人與年輕女僕共舞。與愛有關的神祇似乎都是美麗的，例如愛神邱比特和阿芙蘿黛蒂，但我們也會看到隱藏在醜陋外衣之下的愛的形式，後來受到轉化，褪去醜陋的外衣，就像《美女與野獸》。

彼得森（Petersen, 1987, p. 202）描述了四種源自宗教的儀式行為，這四種儀式分別與以下四種愛的形式相對應：慾求（Epithymia）、友愛（Philia）、愛慾（Eros）、純愛（Agape）。這些詞彙也出現在古希臘的哲學思想裡，愛在當時被當做大自然的力量，人們用許多不同的方式敬拜愛[21]。接下來我們將簡短介紹這四個愛的層面。

慾求是一種熱切的慾望，與愛有關的激情。慾求與佛洛伊德所說的原慾（libido）不同，跟性衝動也不一樣。慾求包含了愛之中的各種熱情及渴望，也包括靈性的層次。

愛慾並不只是性慾而已。有許多關於希臘神話愛神厄洛斯（也就是羅馬神話的邱比特）的故事，共通點是與身體有關的愛，並牽涉到慾望。由這個角度來看，愛慾是與肉體有關的。

友愛是友誼背後的驅動力，讓我們自發地關心另一個人，而非只是公事公辦。友愛能使人與人之間建立一輩子的連結，而友愛發生在人與物之間就變成了愛好。我們能在**博愛**（philanthropy）、**哲學**（philosophy）、**語言學**（philology）、**集郵**（philately）等等字彙中看到這個字根。

純愛的意義遭到了誤解，被定義為基督教的仁愛（caritas），也就是因為精神的感召，而不求回報地幫助有需要的人。但**純愛**包含的範圍遠比仁愛的定義來得廣。**純愛**通常與宗教方面的結合或想要結合的慾望有關，因此基督教會以聖餐儀式來讚頌純愛的展現，畢竟一同用餐、分享食物是非常親密的行為。**純愛**包括了**仁愛**，但也包括了革命背後的道德精神，以及對正義及和平不求回報的抗爭。

在赫西俄德（Hesiod）的《神譜》[22]中，厄洛斯是在開天闢地之初，與大地女神蓋亞（Gaia）和冥界之神塔爾塔洛斯（Tartarus）一起由渾沌當中誕生。但若要了解愛的意義，即使是只從厄洛斯的角度來看，我們還是必須把全局考慮進去。包括厄洛斯在內，與愛有關的神祇的神話，對靈魂世界的描述較多，而其他的領域如心理學、哲學、神學等，對靈魂與愛的關係著墨較少。讀到厄洛斯的神話時，我們也會看到其他與愛有關的神祇的故事，這些神祇之間的愛錯綜複雜，有時互相衝突。我們讀了這些故事，眞的會對愛了解更多嗎？與讀心理學書籍相較之下也許是吧。但我們對藝術作品和口傳歷史中原型形象的連貫性很有信心，我們相信世界文學中的偉大愛情故事都會導向類似的結論。

有時候要詮釋一個故事，最好的方法就是說另一個故事。這個情況就發生在希臘羅馬神話之間。希臘神話中的厄洛斯在羅馬神話中是邱比特，這兩個文化當中的神話闡述了他與父母的關係，以及他與賽姬（Psyche）之間的愛情。厄洛斯是從天地之初的渾沌而生，父母是開天闢地的大地女神蓋亞及天空之神烏拉諾斯（Uranus），他是生育力的化身，爲這個充滿創造力的能力帶來生命。因爲這個能力，他比母親阿芙蘿黛蒂（Aphrodite）還早出現，而阿芙蘿黛蒂後來又因爲厄洛斯對賽姬的愛而起了嫉妒之心。阿芙蘿黛蒂肉慾橫流的許多風流韻事[23]，與厄洛斯經歷轉折而脫胎換骨的故事相較，前者顯然淺顯易懂得多。與性慾有關的故事通常比較直截了當、簡明易懂，而不論是與愛相關的文學戲劇或是神話，時常都令人費解。把色情片的簡單敘事與情色文學的鋪陳相較，就能夠得到這個結論。

厄洛斯代表的愛慾在不同的故事與習俗中有不同的名字，更增加了他的神祕色彩。數個世代之後，他在西比埃（Thepiai）被視爲生殖力的守護神而受到崇拜，而在雅典衛城，他的名字則是安忒洛斯（Anteros），代表了有回應的愛，也就是相愛[24]。在另一個故事中，厄洛斯化身爲婚姻之神，也就是保護身體以及鞏固愛的結合的神祇海門（Hymen, 又作 Hymenaios, Hymenos）。我們認識的海門，是個俊美的窮小子，配不上他心愛的富家千金，但在神話中，他最後成功地英雄救美，娶了心愛的妻子，婚姻幸福美滿[25]。在另一個故事中，海門是另一對神仙佳偶酒神巴克科斯（Bacchus）和維納斯的兒子，這兩位神祇的組合聽起來非常美滿不是？而另一個神話當中，海門則是繆思女神烏拉尼亞（Urania）[26]及太陽神阿波羅的後代。婚姻之神的祖先讓我們不禁想像，也許愛人之間的羈絆是建立在愛與想像力之上的。

將性慾力量擬人化的故事很多，我們接著要介紹的這另一個也是個有趣的年輕人，對阿芙蘿黛蒂有著由衷的崇拜。他叫做希莫洛斯（Himeros），代表衝動、貪婪的性慾，是愛慾的立即體現。

愛慾的第四個層面，則是關於如何保留愛那無法抗拒的吸引力。這個方面的討論也是許多詩作的靈感來源，例如以下這首詩：

家

是我流浪之處

環繞陌生領土

依舊嚮往歸屬

還有一首：

對停泊的渴望

在邊緣

長出了翅膀

波索斯（Pothos）代表對得不到之物的慾求。他是個俊美的青年，常與阿芙蘿黛蒂一起出現在宗教形象當中[27]。有一位教會神父將波索斯稱爲「植物之愛」（vis naturalis），也就是花兒綻開、萬物生長背後驅動的永恆慾望。只有死亡能夠終止這樣的慾望。

愛慾，就像之前所提過的，與慾求、純愛、友愛同時存在，都是愛的重要層面。不過厄洛斯（也就是愛慾）似乎是其中最重要的神祇，由環繞著他發展出的眾多神話可見一斑。在厄洛斯身上，我們可以看到四個層面：

波索斯：對得不到的愛的渴望。

安忒洛斯：對愛慾的回應、相愛。

海門：美的具體呈現以及性的結合。

希莫洛斯：肉體方面的慾望、愛慾出現的衝動瞬間。

愛有許許多多的層面，表達性藝術治療師應該要注意什麼呢？以下將討論這個問題。

表達性藝術治療中愛的儀式

讀者可能想問，爲何花費如此大的篇幅談論愛？重點是什麼？畢竟，許多當代的心理學課本根本沒有談到這個問題。

我們認爲這個現象十分可惜。我們認爲表達性藝術治療師與藝術及想像力的關係是非常親近的，而想像力與情慾也有密不可分的關係。依這個定義，表達性藝術治療師也就是在情慾的領域工作。若想以負責任的專業態度進入這個專業領域、與案主合作，我們就必須了解這個領域中的意象與故事。若不了解這些，就可能將情慾與最單純的、字面意義上的性慾給搞混，可能會覺得恐懼或踰越專業界線。這兩種後果都無法達到療癒目的，還可能造成反效果。

我們常將治療視爲塑造靈魂的過程。「塑造靈魂」這個詞讓我們能用另一個角度去了解愛慾一直存在於想像力當中，因爲靈魂也存在於想像力之中。不幸地，現代社會日常使用的語言是如此沒有詩意，讓我們很難解釋湯瑪斯·摩爾筆下如此有說服力的智慧結晶。不過，我們某種程度上都意識到靈魂是眞正存在的，不是嗎？我們都知道靈魂需要我們的關心照顧，而我們也知道不論身上帶著何種痛苦或渴望，是靈魂掌握了療癒（或是忍耐）的關鍵。

愛情故事當中共有的熱情描繪了靈魂最基本的渴望。愛情向來是最具爭議性的主題，它會帶來痛苦或愉悅的情緒，並展現高度的感染力。我們會因爲厭惡而逃避、因爲渴望而痛苦、因爲禁慾而枯竭，或因爲精神或肉體方面的愛而狂喜，而這樣的內心騷動是由內而來，在靈魂深處產生的。以希爾曼的話來說，這就是「厄洛斯與賽姬的關係」：即靈魂需要愛而愛尋找心靈的了解這種病態現象（Hillman, 1977, p. 102）。在心理治療當中，有時候愛會被簡化爲說教式的同理心，或是性驅力理論的機械式觀點，還有人說愛是「器官的準電動力學」。這些概念僅僅是缺乏想像力的簡化主義。這樣的態度會讓我們錯過駛離愛的字面意義的小船——她乘著渴望的風帆，以想像力導航。我們是否因爲害怕在熱情的風暴當中失去方向、不夠安全，而刻意錯過這艘船呢？

我們可能會停泊在阿芙蘿黛蒂的港口，安撫她對厄洛斯追尋賽姬的嫉妒之情。我們可以出自對簡化主義的信仰而選擇停泊，這麼一來的話，我們就只能在碼頭邊，用以仁愛爲名的麵包屑餵食名爲同理心的海鷗，或是在邏輯之海的波濤中乘浪。

我們如此描述，並不是要讓這些狀況看起來很荒謬，也不是想在道德上合理化這些行爲。這些都是愛的許多面向之一。我們想要強調的是表達性藝術治療與「塑造靈魂」之間的關係，走上了這條路，跟隨愛慾的步伐登上小船只是早晚的事。

這艘船叫什麼名字呢？她的船帆如此堅固，能夠承受波索斯的渴望之風吹拂；船員們效忠名爲友愛的船長，船艉以代表熱情與慾望的「慾求」裝飾，帶著這艘船乘風破浪。這艘旗艦帶著名爲海門的錨，他所代表的情慾的連結能將關係穩穩地固定於海底；錨上繫著名爲希莫洛斯（原書作 Himeron）的鎖鏈，代表了強烈的肉體慾望。這艘船的桅頂以安忒洛斯爲飾，他總是以鷹一般的雙眼認出希望之島及絕望冰山的位置，隨時準備好對愛慾做出回應。誰能告訴我們這艘船的名字呢？

這艘船與人類歷史一般久遠。一首古老的德國降臨節（Advent）[28] 讚美詩將愛稱爲她的帆，將靈魂稱爲她的桅 [29]。也許這艘「夢想之船」（McKim, 1988）就是詹姆斯．喬伊斯（James Joyce）的靈魂追尋中搭乘的尤利西斯 [30] 之船。

費德里柯．費里尼（Federico Fellini）在他神祕夢幻的電影《揚帆》（原文片名 *E La Nave Va*，英文片名 *And the Ship Sails On*）[31] 中將這艘船的形象詮釋得非常好。片中船上的主要乘客都是藝術家，沒有人知道他們登船的原因及目的地。有一位乘客比較特別，因爲他在豪華乾淨的船上散布惡臭及噪音。一開始，這位神祕的旅客被藏在船艙深處，與技師們待在悶熱的引擎室，爲蒸氣引擎添加燃料。但他的身體過於巨大，藏不了多久就被發現了。這位神祕的旅客是一隻犀牛。

後來，一艘武裝軍艦碰上了這艘船。爲了某些政治因素，軍艦追上這艘船，阻斷了去路。電影最後以災難性的結局收場。

我們不知道這艘船出航的理由，也不知道導演爲何要將犀牛安置在船上。我們應該單純地去看電影中的影像，與其對話。費里尼似乎非常努力地讓這部電影的結局保持開放，讓觀影者自由詮釋結局。他也讓犀牛和船長都有救生艇可坐，保全了他們的性命。因此，我們可以破壞或是忽視人類製造出來的工藝品，但它們的內涵——沒有邏輯、無關理性、超越邊界的想像力——是無法破壞的。即與運用想像力製造出工藝品的創造者和醜怪惡臭的犀牛一同安全乘著夢之船——一艘能夠承載所有這些的救生船，還能夠全身而退駛離，避免與所謂的「正常」及簡化主義發生碰撞。

想想感知互動表達治療的起源，以及這門方法一以貫之地活出藝術的精神，我們很驚訝地發現，繪畫、雕塑、戲劇、舞蹈、音樂、寫作這些藝術領域的儀式[32]提供了安全的載具（救生艇），讓我們能夠與靈魂和精神的神祕感染力相遇。我們可以把這艘小船的原型稱爲「藝術之船」，而把避開衝突的能力稱爲「掌握藝術的原則」。在藝術的原則中，我們練習對驚奇保持開放態度，帶著耐心和謙遜，等待這些意象信心滿滿地出現。

引導及守護著這趟旅程的天使，只能由全面發揮能力、而非局限某一層面的厄洛斯來擔任。首先，尋找賽姬（靈魂）的就是厄洛斯；第二，藝術的傳統正是在歌頌厄洛斯從渾沌而生的創造性行爲。厄洛斯是天地之初的第一批天神，由渾沌而生，他使創造這個行爲成爲可能。藝術是一種儀式，以能力、技巧及知識爲基礎，持續在特定藝術體系中從事創造行動，堅持不懈並影響深遠。這些藝術體系本身也是來自創造行動，爲某種風格或方法下了定義。藝術創作的動機來自於與世界互動時產生的情緒與吸引力。

麥克尼夫在他的論文當中分享了身爲一個藝術家對愛慾及其意象的看法：「我用愛慾一詞來表達對這個物質世界的熱情——對我們的身體、對其他人，還有大自然的熱情。」（McNiff, 1988, p. 140）藝術家對意象、旋律、戲劇、節奏、動作或故事的執著，是希望達到盡善盡美的境界，這樣的執著包含了慾求（無論能不能實現）的特質，也包括至死方休的覺悟。我們在見證藝術、與想像力的具體呈現對話，或與美的事物交融之時，都能夠得到些許安慰，正與希莫洛斯（原書作 Himeron）喚起愉悅、痛苦及各種感受的情況類似。在這裡我們能夠看到相愛（安忒洛斯）、羈絆（海門）、純愛等等的愛慾層面。藝術也提供了多樣性及機會，讓我們去探索那不可思議的犀牛。這給予我們超越道德層次的空間，一個光與影的原型遊樂場，一個讓靈魂窺探的裂縫。難怪這艘夢之船在航向靈魂的旅途上如此需要愛慾，就像愛慾也需要靈魂一般。

任何心理治療，只要處理到心靈的深層議題，就必須面對愛的所有層面，包括那些一開始很難啓齒的議題，如愛慾或性慾，本章對愛的說明正是爲此而生。而某些心理治療方法的目標是針對行爲重塑的方法進行研究，不會觸碰到我們生而爲人的基礎，也就是靈魂。當治療師使用藝術治療方法進行工作時，我們只能選擇對愛慾做出承諾，並接受隨之而來的責任，否則就會失去與想像力的連結。

這個承諾也會帶來美好的祝福。藝術提供了我們一個安全的空間，讓我們搭乘藝術之船，在療癒工作這個親密的過程中，小船能夠避開危險的暗礁。對愛慾開放可能會帶來原始的張力及衝突，此時我們可以透過舞蹈、戲劇、音樂、詩詞、視覺藝術及講述故事等等方式來表現。麥克尼夫解釋道，所有蘊藏情緒能量的藝術形式，本質上就是不同感官的具體表現。藝術表現及治療過程中與感官的重新結合，在古老的薩滿戲劇當中就已存在（McNiff, 1981, p. 214）。

所有的藝術體系都有自己固有的清楚框架，以畫布、舞台、樂器、故事、場景等等來表現。不同的藝術體系之間這些清楚的界線提供了限制及距離。有了這些界線，我們就不用去服從這個特定藝術過程之外的其他限制，以防破壞信任或干擾正向轉變過程。藝術表現的過程牽涉到感官的投入，但又必須保持距離，不能過度投入，這兩者之間的矛盾是值得注意的。如果我們僅以字面上的意義來了解牽涉其中的元素，就只會注意到表面上融合的現象，沒有意識到藝術爲我們創造了神奇的空間。

不同藝術體系的傳統創造出一個古老的空間，賦予想像力軀體與靈魂。這個空間被世世代代的人類視爲神聖空間。許多有團體治療經驗的人都有類似的體會：如果有人以與性有關的意象開啓了這個古老的空間，整個團體都會因此而變得更加開放。在會心團體（encounter group）中，這樣的討論可能會變成一種「告解」，但在表達性藝術治療中，就會讓參與者深度進入古老的分享儀式，有可能會變成即興的求子之舞，或是哀悼之歌，也可能會演變成哀悼愛的逝去、愛得不到回應的儀式。這樣的儀式讓不經修飾的憤怒、淚水或喜悅能夠表現出來[33]。眞誠的分享傾瀉而出，語言和認知爲我們設下的道德及觀念的界線也無法阻止這樣的流動。潛意識會找到出路，而創造的有機過程最後還是會抓住意象，將其打造成靈魂的語言。我們在心理上或許想將犀牛出現的現象合理化，但在對心靈的愛（philiapsyche）面前還是會讓步的，在這樣的愛之下，我們能夠享受犀牛、友愛與愛慾三者同時存在。

以斧造房——藝術：有節制的攻擊性

進展有時是種**侵略**行為，
不進**反退**。

「以斧造房」這個帶著詩意的句子傳達了數個層次的意象：斧頭這個工具不但能夠建造房子，也能夠當武器或摧毀物品。它代表了一種侵略性的力量，能用於建設性或破壞性的轉變之上。這個意象存在於建築學的傳統之中，不過它的意涵適用於所有藝術領域。

若將這個斧頭的意象放在全球文化背景之下來看，我們會發現心理治療的目的變得不只是安撫案主，或增加他們忍受虐待的能力。當我們將這個意象放在更廣的範圍中檢視，就不會否認侵略性力量的存在及其必要性，也不會試圖爲其找到符合道德的藉口。我們會讓侵略性的本質以它自己的步調顯現，如此一來，我們就爲它製造了一道開口，讓它從陰影中浮現。也許侵略性會奪走我們的天眞，但只要我們保持勇氣，它不會奪走我們的性命。我們也要注意，不要讓投向陰影之中的這道光刺傷了我們的眼睛，讓我們無法看清陰影底下侵略性的本質。

在處理侵略性的主題時，我們會先做以下設想：

- 藝術過程中允許有轉變效果的侵略性出現。我們將其稱為**解構**（destructuring）。
- **解構**是一種創造性行為，將我們解構的材料進行轉化。
- **解構**和**毀滅**（destruction）是不同的。盲目的侵略性會導致毀滅。毀滅行為不可能帶來建設性的後果，因為盲目的侵略性不會創造出任何東西，不會帶來身體或心靈的養分，也不會為人類帶來美或愛。
- **解構**行為少不了人類的參與。我們必須承認這個陰影層面是存在的，不然可能會帶來毀滅性的後果。
- 藉由藝術這個方法，我們得以用有界限的方式來探索毀滅這個主題。在這個前提之下，從事藝術讓我們得到兩個好處：一是藝術做為一種帶有轉化性的侵略行為，在解構的過程中會有轉化的效果；二是利用藝術，我們能夠用一種有界限的方式探索侵略及毀滅這兩個主題。

這些原則要怎麼應用到感知互動表達治療當中呢？在我們回到對「現實」這個概念的考量之前，我們必須再深入探討「解構」及「毀滅」在表達性藝術治療之中的分別。

毀滅的有效事實

我們研究「現實」的定義時會發現，沒有任何意象是一開始就帶有毀滅性或負面意涵的；意象在現實中的效果才會決定那是否是傷害、痛苦、絕望等等情緒。這是個極端的說法，因爲這個說法暗示了藝術並不總是能夠製造出有療癒效果的意象，而表相事實中帶有毀滅性的意象不一定會對靈魂造成傷害。

一行禪師[34]的著作《月竹》（*The Moon Bamboo*）中收錄了許多越南戰亂時的故事，我們在這些故事中看到，在表相事實見證到的毀滅，並不見得一定會變成有效事實。在以下的文章節錄當中，阿洪轉述了一個恐怖的難民船攻擊事件，有謀殺和強暴等悲劇發生。

> 聽了阿洪的轉述，小刀無法再忍住淚水。天知道這些殘忍的事情每天發生多少樁？她的肩膀顫抖著，憤怒像潮水般向她襲來，她再也無法忍耐。她無法了解為何人類能對彼此做出這麼殘忍的事。也許世界末日就要來了吧？她哭了很久，當她終於停下來，皎潔的明

月已經高掛天際。她看到阿洪靜靜地坐在月光之中，像一尊銅像。「我想讓妳盡情的哭泣，這樣才能釋放妳的悲傷。到泉水那邊洗把臉緩一緩吧。睡前我們可以念些經。已經很晚了，明天很早就要出發。」（Hanh, 1989, p. 92）

我們也看過一些與有效事實中的毀滅性有關的夢境、繪畫、故事。詩人安妮．塞克斯頓（Anne Sexton）與畫家梵谷都是在有效事實中崩潰。

我們之前說過，意象是中性的。這並不代表我們必須經歷表面上的毀滅，也不代表梵谷不應該作畫。重點是，表達性藝術治療或其他心理治療最關切的層面必須是有效事實，而藝術方面的探索是在兩者間搭起橋梁、辨別什麼是現實的強力工具。

這是否代表著表達性藝術治療能促進有效事實中的療癒，所以我們不必過濾使用的意象呢？我們認爲是不用的。還記得我們在本節開頭使用的比喻「斧頭」嗎？在使用斧頭的時候，我們必須讓它不受限制地發揮能力，因爲表達性藝術治療的有效事實就是在建造房子的過程中發揮效果的。

有效事實及目標

我們在前一節提及，意象的現實是中性的，所以我們應該關注的是這些意象在實際的現實中造成的效果，而且更進一步對意象本身的價值判斷轉移到它們引起的有效事實之上。我們用「毀滅性」這個詞來形容病態的有效事實，用蓋房子比喻中的「建構性」來形容心理治療造成的有效事實。藉此我們不僅建立了價值判斷的基礎，也指出了一個明確目標，這部分需要進一步說明。

心理治療絕對是有目標和方向的，必須有信心才能實現。由**人類本質產生的觀點**（Menschenbild），不論在個人或社會的層次上，可能是隱而不顯的；雖然如此，它還是形塑了我們的目的與方向。要說明我們對有效事實的判斷背後有哪些是**人類觀點**造成的，必須先說明與其相關的數種假設：

- 存在於這個世界之中意味著也將在這個世界中死亡，但是生命仍有其意義。
- 生命的意義由來到我們面前的事件來展現（或隱藏），這些事件通過我們的存在造成的「開口」而來到這個世界上。
- 我們天生就會觀照這個開口。這個觀照包括個人、社會及環境的層面。
- 若是有效事實中有任何事物限制了這種天生的能力，後果也會涉及以上三個層面，並具有毀滅性。
- 好好利用這個天生的能力，就能夠活得幸福。
- 健康的意義並不只是沒有病痛、沒有困擾，而是以一種**與困擾共存**於不具毀滅性的有效事實中的狀態。
- 如果在有效事實中的現象是對所有層次的現實（不論是想像或表面層次）開放的，而且在不同的覺知層次是可以自由流動的，我們就可以說這個現象是有**存在基礎**（existentially well-grounded）的。對開口的觀照能力是不受限制的。任何透過開口表現出來（或隱藏起來）的現象都是有意義的；即使是讓人困擾的意象也都在我們的觀照範圍內。

- 有**存在基礎**的**有效事實**就是幸福快樂的棲身之所。
- 對現實的所有層面開放是讓有效事實有存在基礎的必備條件，而從事藝術活動對此也有幫助。若表達性藝術治療師想要保護案主，不讓案主的有效事實變得具毀滅性，就必須多了解如何進行藝術活動。

自我及自我毀滅的解構性

藝術的儀式必須帶著有轉化能力的侵略性才能進行。創造行動會解構現存的模式，從雕刻家的作品可見一斑，他們用木頭、石材、泥土等等做材料，解構原本材料的形狀。在繪畫當中，畫面完成之前的每一個筆觸都可以視爲解構的階段。在寫作和音樂的領域，這個現象可能比較不明顯，但若作曲過程中受到先入爲主的觀念影響，可想而知成品也不會多有特色。讓人驚艷的成品都是透過解構現存的意象產生的，就像夢境的突然轉折。如果我們將音樂視爲用聲音重塑寂靜，而舞蹈是用動作來重塑空間的話，那每一個聲響就解構了寂靜，每一個動作都解構了空間。

解構發生於表相事實的材料之上，例如木頭。如果愛慾出現阻撓了藝術家，解構過程可能會破壞浮現之中的意象。要成就真正的美，解構過程必須同時對意象及帶轉化效果的侵略性敞開，才能幫助意象逐漸浮現。這個過程中，我們必須持續避免愛慾變成一個固定的概念，才能保證我們會得到令人驚喜、驚艷的結果。有轉化效果的侵略性則在過程中解構了愛慾先入爲主的「自我」形式。這正好就是神話中的不死鳥鳳凰在有效事實中的意象——自我的解構。

改變的方法通常會帶來意想不到甚至難以想像的痛苦，除非這個解構過程是透過創造行動重新帶來驚喜。

加強有效事實的藝術方法

與心中的惡魔
相遇
我不認識他
後來我
試著觸碰
並且溫暖
他存在的世界

要讓有效事實不往自我毀滅的方向發展，我們就必須持續遵循美學的原則，並且優先考慮這些原則，再來才是意象的內容和源頭。有存在基礎的有效事實必須允許我們以感官回應，所以什麼是美，什麼不美，當下立見。有效事實必須觸發感覺，而不是讓我們變得麻木，麻木只會導致自我毀滅。海德格說：「美是眞理以毫不掩飾的方式發生。」（Heidegger, 1977, p. 178）如果我們針對浮現出來的意象進行檢查審視，就是在否定眞理。

表達性藝術治療師提供的觀照最重視開放的態度、對浮現之中的意象保持敏銳、對即將來到的有效事實保持覺察。工作時，表達性藝術治療師必須熟練一些方法和技巧，來解構自身的麻木及先入爲主的成見、增加敏感度、破除不具創造性的固定模式、培養對想像力開放的技巧。這個療癒的過程比較跟美學有關，而非跟行爲科學有關。眞理與美的連結建立在對意象的謹愼敞開之上，不論意象的來源及內容爲何。逐漸浮現的意象一定是有意義的，而當我們用美感去觀照隨之而來的有效事實，就能在這個藝術的過程當中得到支持與歸屬感。

美並不是與「令人愉悅」的主題或物體同時存在。美是在浮現出來的東西得以向我們現形的方式之中散發出來的。當我們見證案主在藝術創作過程中的畫作、舞蹈、音樂、節奏、表演、文字，我們會用帶著同理心的好奇態度去關注當中呈現的痛苦。藝術創作過程帶來的力量讓我們有能力接近苦難、醜惡、甚至毀滅。列凡在他的著作中提到：「藝術的療癒力量在於它能用恐懼和憐憫來解讀生命可貴之處。如果我們能在這條路上堅持不懈，可能可以嚐到幸福的滋味。」（1992. p.114）

毀滅的主題

當一幅作品透過藝術過程現形出來的時候，它可能正代表著毀滅過程的呈現。看到這樣的作品，有點類似抽塔羅牌時抽到死神，會讓心裡很不平靜，因爲這樣的意象跨越了想像事實及表相事實之間的橋梁，來到了我們的覺知當中。這個過程會在我們捏塑材料試圖賦予意象具體存在之時發生。但我們必須銘記，有效事實只有在沒有存在基礎的情況底下才會毀滅。意象本身是無法造成毀滅後果的。

藝術作品進入了我們逐漸覺醒的覺知之中，以物質的方式有力地呈現它的存在，它在此時還是想像的，而非表面的。若有人將心理的材料透過創造性的過程形塑成藝術形式，就是在將主題具現出來。這個經驗就變成了有效事實，沒有必要將該主題眞的付諸行動。當主題是「生物的毀滅」時，雖然場景必須透過藝術經驗來具現化這個主題，但沒有生命會因此毀滅：以作畫、跳舞或作曲呈現「鳳凰」或《春之祭》的意象，或關於耶穌基督受難的戲劇演出、以廣島原子彈事件爲主題的電影，或是耶穌被釘死在十字架上的雕像，都是以毀滅爲主題的藝術創作過程。

不過，問題仍然存在：我們在與這樣的作品相遇時，要如何捍衛有效事實的存在基礎，讓焦慮、罪惡感、道德說理、政治正確這些邏輯或只是惡作劇的行爲，不會造成毀滅？

在藝術創作的解構過程中，我們以美感爲有效事實的存在基礎做擔保。在欣賞以毀滅爲主題的作品時，信心非常重要：我們要對意象的明確目標有信心，也對我們天生就有能力觀照存在本質中的開口有信心。我們應該擔心有沒有能力對於現實的不同層面都必須保持開放，好讓意象進入我們的有效事實，並且幫助我們用不同的感官去了解這些意象和它們的意義。不同的感官會幫助我們找到與意象溝通的方式，幫助我們了解意象，進而得到意義。

要再次強調的是，藝術提供了我們一套儀式，讓我們能小心地經歷這個過程，我們將宗教信仰視爲一個現象來研究時，也會發現相同的情況。宗教的基礎也是信心，而且宗教也遵循美感的原則。

信心照亮了
可見與不可見
之間的陰影

有信心
就能想像不可能
實現不可能

廣爲傳誦的禱文與詩歌來自相同的起源。圖騰柱和祭壇是視覺藝術的聖地。鼓聲和歌聲是在與神共融的儀式中交託自己的媒介。有些儀式會包含舞蹈和搭配戲服、道具演出的戲劇，這樣的儀式不但重演了討論的主題，更將之具現化，深化了儀式的經驗。這就像我們的信心和藝術原則攜手為我們提供了一個安全的空間，以面對激起恐懼、侵略性、痛苦、折磨、興奮、快樂等等情緒的存在性主題。它們能夠提供的有：

- 一個**框架**，幫助現實朝必要的意象敞開，使浮現的意象具象化，幫助現實解構。第四部中會進一步解釋框架形成的過程。
- **具象化**的過程有將當下化為永恆、轉化神聖事物、賦予感覺實體、逆溯想像行動（imaginal act）的神奇能力。
- 對意象及還未成形的意象**開放**的能力
- **重覆**：在時—空的連續體中有不受拘限的選擇。同時也是開始與意象對話，與意象建立療癒關係的第一步。
- **見證**藝術作品展現出獨自發展的能力，並成為一種禮物；此外，藝術作品也能夠淨化與交流。

若要在現象層面介入表達性藝術治療的過程，則必須將藝術的傳統納入考量。在認知的過程中，我們傾向針對事物與眾不同的部分，以詩意的對話方式來處理，不會予以簡化或概括而論。藝術作品的呈現才是重點，並且必須在任何反思討論之前發生。尊重藝術傳統也能幫助我們接受想像事實以自身面貌呈現。

想像事實透過藝術過程浮現出來之後，是具有永恆性的。

這不只適用於那些赫赫有名的白鯨、蒙娜麗莎、「平安夜」、哈姆雷特、胡桃鉗等想像事實中的「名人」，也適用於沒有公諸於世的作品——孩子所畫的一隻流著血的兔子、案主故事中兇猛的龍、團體治療中大家即興創作的搖籃曲等等。意象來到我們的面前，並且反覆出現，爲了得到我們認可。沒有公諸於世並不致使我們無法透過對話觸及意象，也不會影響我們的藝術探索。

所以在心理治療中，我們不可能一次就改變現實。意象會反覆出現，毀滅主題的意象也是。壓抑想像的毀滅是行不通的。我們必須了解，讓「邪惡」在戲劇演出中毀滅並不會眞的消滅它，而是會增加我們區分的能力，隨著這個能力增加，有效事實也會跟著改變。我們已經看到，這些區別在我們進行藝術創作時變得明顯，使現實的不同層次得以交融。這樣的交融能讓侵略性帶有轉化效果，卻不否定毀滅的存在。

遵守藝術原則來進行探索，讓我們能夠將毀滅當做一個可加以探究的重要主題。這同時也讓我們能夠遵循原則利用有轉化效果的侵略性，破壞那些先入爲主的觀念，讓改變成爲可能。藝術就像是一隻浴火鳳凰，乘著雙重的祝福來到我們的面前。

註釋．NOTES

1 編註：鮑姆嘉騰（Alexander Gottlieb Baumgarten, 1714 － 1762），德國哲學家、美學家，認爲美學並非一向所指的官能感覺，而是對美的感受，主張將美學變成獨立學科，因而被譽爲「美學之父」。

2 編註：詹姆斯 · 希爾曼（James Hillman）是榮格學派的心理分析學者，也是後榮格時代以靈魂爲基礎之「原型心理學」（archetypal psychology）的創始者，被譽爲美國最具獨創性的心理學家。

3 原註：希臘語詞彙 aisthesis 的詞源與感覺有關——這似乎在意料之中。

4 原註：卡爾 · 布勒（1881-1943），生於德國烏茲堡（Würzburg），引入了「阿哈」體驗的概念，用於描述突如其來的頓悟，它不是由一系列有意識的推斷造成的，而是依附於想像的翅膀（Copei, 1970）。

5 編註：高大宜（Zoltán Kodály, 1882- 1967）是著名匈牙利作曲家、民俗音樂學家，是 20 世紀匈牙利音樂主要的代表人物。

6 編註：波希（Bosch, 1450 － 1516）是十五至十六世紀的荷蘭畫家，畫作多在描繪罪惡與人類道德的沉淪。其 經典之作《人間樂園》三聯畫中位於右邊那幅即描繪著地獄景象。他的畫以象徵的手法表現人性心理，被認爲是 20 世紀的超現實主義的啓發者之一。

7 編註：布勒哲爾（Breughel, 1525 － 1569），歐洲文藝復興時期生於荷蘭、比利時地區的畫家，擅長描繪居住鄉間的鄉民生活，以地景與農民景象的畫作聞名。在西方社會，他是第一批以個人需要而作畫的風景畫家，跳脫過去藝術淪爲宗教寓言故事背景的窠臼。

8 原註：有關如何進行準備、淨化自己，將在第四部關於展示和治療關係時詳細討論。

9 編註：斯坦尼斯拉夫斯基（Konstantin Stanislavsky, 1863 － 1938）是俄國著名戲劇和表演理論家。1897 年成立俄國第一個專業劇團莫斯科藝術劇院，其建立的戲劇美學思想要求眞實反映生活，強調戲劇的社會使命和教育作用，並強調演員在舞台上的首要地位，發展演員的創作主動性，不是模仿形象，而是「成爲形象」、生活在形象之中，並要求在創造過程中有眞正的體驗。

10 編註：葛洛托夫斯基（Jerzy Grotowski, 1933 － 1999），波蘭導演及戲劇佳，打破戲劇演出的傳統模式，取消了舞台和觀眾座席的限制，使觀眾置身於整個演出活動中，力圖使演員和觀眾建立更親密的關係，並發展出一套演員訓練方法，使演員在與觀眾的交流和接觸中完成眞實的戲劇動作，曾廣受歐美戲劇界推崇。

11　編註：尙．胡許（Jean Rouche, 1917 － 2004），法國紀錄片導演，他的紀錄影片一方面貼近生活、關注人們對當下社會現實的反應，另方面具有的「超現實」特色，譬如介入性、虛構性質、即興演出與創意旁白的手法，顚覆社會眞實的既定看法，同時提供其轉化的可能，對於紀錄片眞實產生深遠的影響。

12　原註：這裡是指 1986 年於麻塞諸塞州劍橋市哈佛大學舉辦的「世界現象學研究與訓練機構」（World Institute of Phenomenological Research and Training）第六次國際大會。

13　編註：「通過儀式」爲人類學用語，指個人社會身分轉換時所採取的儀式。

14　譯註：Eros 爲愛慾之意，也是希臘神話中愛神厄洛斯的名字。厄洛斯是愛與美的女神阿芙蘿黛蒂（Aphrodite）之子，相應的羅馬神話人物爲邱比特。

15　原註：舉例來說，《精神疾病診斷與統計手冊》第三版修訂版（1987）在 391 頁將憤怒和悲傷定義爲「情感」，但在 401 頁又將憤怒定義爲「心情」。而「情緒」和「感覺」則未加以定義。

16　原註：課程包括「表達性藝術治療診斷技巧」（Diagnostic Techniques of Expressive Therapy）、「精神病理學」（Psychopathology）、「心理治療的原則與實踐」（Principles and Practices of Psychotherapy），1977 至 1992 年間於美國麻州劍橋萊斯利學院教授。

17　原註：見費里尼的電影《揚帆》，由 RCA 哥倫比亞（RCA-Columbia）影視公司出品，主題是關於詹姆斯．喬伊斯的夢幻之船，也就是這個段落提到的愛慾與犀牛共乘之船。

18　譯註：原文爲 Jove，也就是 Jupiter，古羅馬神話中的眾神之王，也就是希臘神話中的宙斯。

19　譯註：羽蛇神，形象爲生有羽毛的蛇，阿茲特克（已絕跡的古文明，位於今日的墨西哥）神話中掌管風及知識之神。這種神祇的形象常見於中美洲文明的神話。

20　尼古拉斯．曼努埃爾（1484-1530）的壁畫《貝爾那的死亡之舞》（Der Berner Totentanz）位於今天的瑞士伯恩（Bern）。壁畫是用傳統所謂的「死亡之舞」的方式畫的，畫中骷髏死神拿著鐮刀，接近不同年齡、性別、職業的人們，等著奪取他們的性命（Zinsli, 1979, Figure XVIII）。劇場界的死亡之舞則可在《世界大戲》（Great World Play）中看到，該作品呈現了相同的主題。

21　原註：柏拉圖和赫西俄德都很重視愛慾。然而，對亞里斯多德來說，友愛（Philia）才是以個人爲出發點的愛的中心思想，友愛是建立在平等和互惠之上，是一種重視他人幸福的美德。

22　譯註：赫西俄德是古希臘詩人，據稱生活在西元前八世紀，著有《神譜》，描寫宇宙與神的誕生。

23　原註：希爾曼如此總結阿芙蘿黛蒂的行爲：「她的愛是一團難解的神話，與戰神阿瑞斯（Ares）、天空之神烏拉諾斯（Uranos）、海神波塞頓（Poseidon）、雕刻之神赫菲斯托斯（Hephaistos）之間錯綜複雜的關係……」（Hillman, 1977, p. 184）

24　原註：安忒洛斯的故事與提瑪格拉斯（Timagoras）和梅力斯（Meles）這兩個男孩有關。提瑪格拉斯愛著梅力斯，但梅力斯卻嘲笑提瑪格拉斯，要他從衛城往下跳，以證明他的愛。提瑪格拉斯照做了，讓梅力斯痛苦又後悔，於是也從衛城往下跳，結束了生命（Grant & Hazel, 1987）。

25　原註：海門和一群雅典的少女遭到海盜綁架，他傾慕的對象也在其中。他單手就將海盜制伏，以英雄之姿回到故鄉（Grant & Hazel, 1987）。

26　譯註：烏拉尼亞是希臘神話中九位繆斯女神之一，掌管天文學與占星術。

27　西元前295到350年間，修帕斯（Shopas）創作了波索斯的雕像，以一個年輕、成熟的男子形象呈現。基督教早期教父格雷戈里·納茲納斯（Gregory Narzianus），將波索斯代表的愛稱爲「植物之愛」。

28　譯註：降臨節爲聖誕節的前四個禮拜，是天主教的重要節日，爲慶祝耶穌基督誕生前的準備和等待期。

29　原註：這首讚美詩名爲《滿載之舟將至》（Es kommt ein Schiff geladen），由約翰尼斯·陶勒（Johannes Tauler, 1308-1361）作詞，旋律出自1608年的德國科隆。

30　譯註：《尤利西斯》是愛爾蘭小說家詹姆斯·喬伊斯1922年出版的作品，小說與荷馬史詩《奧德賽》的內容有對應關係，《奧德賽》裡希臘神話英雄奧德修斯的羅馬神話相應人物即爲尤利西斯。

31　原註：費里尼導演的《揚帆》由義大利廣播電視公司及法國高蒙電影公司製作，英文版本的錄影帶則於1984年由RCA哥倫比亞公司出品。

32　儀式的意義在這裡是指：能夠將個人與比個人身體更大的形態架構連結在一起的重覆行爲。

33　原註：麥克尼夫舉例描述了愛慾的感染力：「在一次的團體中，有位女子畫了非常煽情露骨的素描，她的作品似乎解放了整個團體……就好像她給了所有人權限，探索禁忌的話題。整個團體都創作了與性有關的意象，團體的效果深化了許

多。我們好像舉行了一場古老漫長的求子儀式。」（1988, p. 145）

34 原註：釋一行，又稱一行禪師，爲一詩人、佛教禪宗僧侶，曾獲諾貝爾和平獎提名。在越南戰爭期間，他成立社會服務青年學校（School of Youth for Social Service），並擔任越南佛教和平使節團主席，參與巴黎和平對談。

chapter 4

第四章

治療實務上的特別考量

◎

需求無法滿足
直到我面對需求

感覺無法被感受
直到我表達感覺

意念無法被了解
直到我與意念溝通

轉化（Trans-forming）我的需求、感覺與意念
成為情感（e-motion）
創造橋樑
從我到你

視人際關係為藝術

表達性治療中——或影響所及，在整個心理治療領域裡——決定成功與否最重要的單一因素，也許就是治療上的人際關係。這是治療上的基礎，並且影響到任何可能使用的技巧與方法所帶來的衝擊。很順理成章地，我們偏好將治療關係的建立與加深視爲一種藝術，雙方（我們稱之爲案主與治療師）在這關係中與想像力交戰，在探索、發現、創造與轉化活躍迸發之中做爲「第三者現象」（phenomenon of the third）[1]而發揮著作用。每次療程、每次接觸以及所經驗的每一刻都成爲一種藝術過程，需要一種藝術的做法。我們將討論這種藝術做法的細節，但首先要討論將治療中的「在場感」帶入工作中的重要性。

在場

治療關係主要是由治療師將在場感帶入關係中而達成的。治療的在場感的特色，首先是對自己心靈狀態能清楚覺知。表達治療師準備療程時，需要某種淨化儀式，這與宗教在傳統上需要進行淨化的狀況非常類似，而儀式的選擇可根據個人偏好。有人會靜坐一會兒或祈禱，讓身體進行某種呼吸或運動，或做簡單的觀想，例如把自己的「包袱」留在治療室的門口。只有透過某種淨化儀式，不管多麼簡單，治療師對於手上的工作才能完全在場——不僅在療程之前，也在療程中的關鍵時刻在場。

這讓我們思考，在心理治療中使用藝術與在畫室教學中使用藝術，有何差別。心理治療與教學都是儀式，運用了美感的原則。然而，雙方約定的關係並不一樣——一是治療師與案主，一是教師與學生。每一種約定好的儀式既得考慮，也得要求特定的承諾、技術與能力。在教學儀式中，要求是來自於主管機關制定的教育目標，以及／或想發展、改善特定技術或知識的個人所需。相較之下，大多數心理治療學派對於納入治療儀式中的承諾、技術與能力在品質上的要求，無異於許多宗教傳統對於傳教士的要求。

例如，在治療儀式中，治療師需要收到案主的「受苦聲明」或求助之聲，如美洲原住民與天主教彌撒「求主垂憐」（Kyrie）的傳統。很顯然的，許多羅馬天主教彌撒的主題（以及非歐洲治療儀式的主題）呼應著特定的治療情境，例如：

- 在**告解聖事**（Sacrament of Penance）中，也就是懺悔的傳統，我們發現了「說出祕密負擔」。在幾乎所有療癒傳統與治療做法上，說出祕密是關鍵的元素。
- **求主垂憐**，前面已說過，將受苦的聲明或求助納入考量。在心理治療中，是指案主的動機。
- **榮耀**（The Gloria），意指順服與承認，呼應著心理治療承認治療關係是以神為形象的人類彼此的相遇。
- **信經**（The Credo），或信仰的表現，呼應著治療師與案主對於治療效益具有共同的信心。
- 彌撒的**獻祭**被簡化為治療服務的費用。然而，這在廣義上意味著放棄重要之物。藝術活動提供許多可能的方式象徵地表達這種犧牲。

- 聖餐的**變體**（Transubstantiation）意味著「第三者」的降臨，考慮到轉化或改變的發生。在治療上，接觸第三者會帶來質的劇烈改變。

在**祈求天主賜福**（Benediction）中我們發現彌撒儀式結束時的祝福。「彌撒結束，平靜離去」（Ite, missa est）這句話，最初是要一個人去**執行任務**——例如，「去吧，不要再犯罪」。這種直接的指示，就像是在療程結束時，給予案主清楚的計畫。也許他會得到「功課」，例如藉由讀一首詩做為每日的冥想。在心理治療中，「最終的祝福」也可能是給予病人或案主清楚的某種東西；某種有意義的東西做為這場相遇的成果，某種在路途上可以伴隨或引導案主的東西——類似於一種過渡的目標。

此外，如我們所提到，治療師需要在治療儀式中遵守他們淨化自己的規矩，我們在巫醫文化中也找到這種做法。這個做法涉及到在持續的監督下處理個人的問題。這樣可以確保有清晰的心理治療關係以及支配這種職業儀式的倫理。

此在分析學派（Daseinsanalysis）是一種從現象學觀點出發的心理治療，其創立者梅塔波斯[2]認爲這種準備：「〔治療師〕在他的存在開展上超前了病人……這種預先的打點與超前需要分析師在事前的『分析淨化』……」（1963, p. 73）。這樣做的結果，治療師便把一種關於存在的**在場感**帶入了治療關係，而這種在場感本身是一種與案主的對峙。受訓練的學生發現自己極度渴求學習這個課題所需的方法與工具，然而，「**你**〔治療師〕就是工具！」，治療在很大程度上是透過一個人帶入治療室的**在場感**而發生的。

藝術學院很少會如此要求碩士生。因此雖然對審美抱持責任感的治療干預很類似藝術家彼此在畫室中的較勁，但這兩種體系的訓練與準備有很大的差異。

一旦建立了治療上的在場感，要如何在治療關係中完全採用藝術取徑？我們發現在治療關係中的藝術取徑有以下的特徵：

- 能夠在**已調解**、**未調解與超調解**（transmediated）的空間中工作（下面將對此予以定義）。
- 對於治療關係的**美感**有一種敏銳度，包括能夠以美感的方式給予回應，以及對審美抱持責任感。
- 能覺察到療程的**結構與「框架」**，才能確保給予創造與療癒一個安全空間。
- 一種「**玩耍**」的藝術態度。
- 特別關注於藝術／創作**過程**（process），相對而言，其他治療方式則偏好強調**處理**（processing）。
- 採取的態度是**配合療程中的素材**，而不是**對抗**病症或問題。
- 欣賞並有能力運用「**交流**」（communion）**與感知互動技術**（intermodal techniques）。

已調解、未調解與超調解領域

我們覺知到「我」的能力，若沒有隱含著「你」的存在，是難以想像的。從存在論（ontology）的觀點來看，人類總是處於接觸的狀態，透過語言與思維相遇或交往，如同先前提過的馬圖拉納的「結構語言耦合」（1987）。意識狀態可用一個人面對世界的在場程度來解釋，如蓋普瑟（1986）所說的。[3]

馬丁・布伯（1983）[4]區分了意識在面對世界時的「我—它」與「我—你」關係的差別。「我—你」提供了更有用的方式來設想治療關係。還有，「相遇」（Begegnung）這個詞比「關係」（Beziehung）更能夠描述治療經驗。「關係」在定義上意味著「關於」（in reference to）、「密切」（kinship）、「比較」（在數學上）與「配合」（在建築上）（Webster，1987），而「相遇」是指「從不同方向聚集」、「面對面」，一種在事物的經驗降臨時或獲致對事物的經驗時的在場狀態（例如，「這個計畫將**面對**災難」）。

「相遇」的性質與「關係」不同。它意味著接受差異（方向的差異，面對面與降臨的差異），才能讓接觸發生。另一方面，關係是促成比較，重視配合。同樣的，德文 Beziehung 有「拉動」的意思，而 Begegnung 是指「面對面接觸」。

為了滿足治療需求，我們覺得需要一種容器，能安全地以尊重的態度接受差異而不逃避，逃避會讓關係變得漫不經心與表面化。所有相遇都是如此，無論這相遇是發生在平起平坐的人類之間、人類的精神之間、人類與想像力之間、人類與藝術之間，以及人類與大自然之間。例如，如果不是在安全的環境中聆聽音樂，例如一個演奏廳或安靜的私人空間，音樂就會成爲隨性的「背景」音樂，被淹沒在客觀現實中，成爲改變氣氛的工具。我們開車時聽電台音樂就是如此；突然間，隨著電台播放由吉他帶動的剛果「蘇庫斯」音樂（soukous），原本讓人沮喪的交通「舞動」了起來，把氣氛變成快活而進取。

傳統的藝術容器包括博物館、藝廊、展覽廳、劇場、工作室、學院與實驗室。這些容器**提供**但不**保證**有眞實的相遇。與藝術的眞實相遇只有當一個人刻意踏出步伐時才會發生。人類之間的相遇也需要如此的一步。婚姻這種容器很容易在缺乏承諾的漫不經心中結束——或強迫一方背離自己的本性。當人們相遇時，他們保持自己的差異，進入一種更爲具互動性的「舞蹈」。當然，我們最感興趣的是治療師、案主與藝術之間相遇的變化與互動。

一般的治療相遇只在雙方同意遵守約定的情況下才能發生，如我們稍早提到的，在其中一個人求助，另一人同意在場，願意容忍另一人，而不會退回到「隨便」（familiar），也就是不會成爲漫不經心或退縮的狀態，也不會操弄出虛假的關係。這項任務的困難程度也許可說明，爲何在所有文化之中會變得如此儀式化，也就是要有安全、符合規定形式的容器。

雙方之間空間的互動

「雙方之間的空間」可被區分爲三種領域。我們稱爲已調解、未調解與無法調解領域。

- 在**已調解**領域中，我們找到相遇的時間、次數與空間。事件在這裡被給予、設定、交出、呈現、管理、接受、分配與去除。這些「事件」可能包括：行程表、檢測、用藥、藝術素材、建議或飲食計畫。已調解的事物可被分析、複製、監督，有時可以被反轉。這是一個**量化**的領域。
- 在**未調解**領域中，我們發現雙方之間所有湧現而可預期的事件變得明顯、消失、隱藏、重新出現、流連不去。這些包括了：增加或消退的信任；造成移情或產生反移情；對於混淆的關聯或洞察開始顯露出來或隱藏起來；系統的複雜性顯現出來；或許有預期的危機。未調解的事件可以被預見或預期、分析、比較、描述，但永遠無法完全複製，無法反轉，無法從本質來控制。這領域只有**質化**的特質。
- **超調解**領域包含所有無法被準確預見、計劃或管理的事件；既不可行，也無法強迫，因此無法被調解、前進或複製。**它們自發地來自於想像力**。這個超調解領域的特性是事件以自己的意圖產生或出現。在治療關係的雙方中突然出現的這種情況，我們稱之為**第三者**（the third）。

醫學科學把無法調解的事件稱爲「安慰劑」或「乍現」（flashes）[5]。不幸的是，這個詞有一些負面的含意，例如推論其中缺乏實質的效果——即醫學雙盲測試模式中不具有療效的任意藥丸。從我們的觀點來看，我們認爲安慰劑效果總是正面的，是一種值得去做但不可強迫的方式，對於調解式的醫藥是一種超調解的禮物，但只有當醫病關係中有未調解的信任時才成立。

第三者現象

在心理治療領域，我們把超調解／想像領域的出現稱爲「第三者」（The Third）。格伯（Grob, 1989）把第三者現象稱爲「邂逅之際的禮物」，彼得森（1985）[6]則強調這禮物只有在不尋求達成目的與功效的態度下才會來到。他說：「第三者是純粹的在場，類似於基督的臨在：無論在哪裡，有兩、三個人奉我的名聚會，那裡就有我在他們中間（《馬太福音》18:20）。」（Petersen, 1985, p. 47）

第三者無法精確判定，雖然事後可以將之描述爲一次事件，並與其他事件相比較。導致事件發生的特定局限條件可以被指出與比較，但沒有明確的條件也沒有保證來決定事件的本質與形式。這種不確定的現象在現代物理中被稱爲測不準原理（principle of uncertainty）[7]，由海森堡在1947年發現，而愛丁頓（Eddington）在1935年則提出事件定理（the event theorem）（Gebser, 1989）[8]。

這種現象也許最適合用隱喻來說明。假設有兩個藝術家共同用黏土來雕塑。剛開始時，雕塑行爲也許會由既有或自發的想像來引導。一個藝術家進入探索，另一個跟隨，偶爾一起行動。然而，逐漸成形的雕塑（第三者）將漸漸接管帶領這個過程。是這個降臨或出現的意象要求配合。藝術家們需要感受到它，帶著敬意與它相遇，於它的在場下謙卑地服侍。他們自己的在場能幫助他們接合他們的創造力技巧與想像力，讓作品充分綻放並充分展現本質。達成之後，雕塑變得彷彿兀自獨立。藝術家不再「擁有」它，它成爲公共領域的一部分。它也成爲新意象的孕育之地，那些是新的故事，不一定與已現身的雕塑所擁有的初始「創造神話」完全一樣。這種對於誕生的態度，我們稱之爲藝術家態度。

在這個隱喻中，黏土可比擬爲已調解，帶有可被控制、衡量其各種特質（質量、濕度、燒烤溫度、處理方式，等等）。藝術家們彼此相遇所增進的了解、信任、處理衝突情況的能力，都可以比擬爲未調解。顯現或浮現成爲雕塑的形象或意象，是第三者——超調解，無法事先決定或控制。它也許可以被描述，在事後加以研究、詮釋，但永遠無法精確複製。

第三者是表達性治療的重要考量，因爲它在人類藝術經驗中占居核心角色。藝術家知道作品的力量決定於是否有能力保持開放與在場，以謙卑、接合的態度面對降臨的意象、浮現的旋律、顯現的節奏或聲音、畫面或訊息。這種準備面對意外狀況的態度，需要在尋求技術（technè）之原始意義——技巧、方法與知識——的過程中有紀律並臣服。

我們可以從這個類似治療關係的藝術隱喻中得到結論：運用藝術或許有助於開啓超調解。運用藝術於是便成爲一種練習，以培養出對第三者抱持敬意的倫理態度。以下的自傳故事說明了敬重第三者的藝術態度：

> 我父親是一位教堂樂師與家具木匠。有時候，尤其是接近聖誕節時，他會雕刻一些木頭。我總是看著他雕刻，他工作時總是會唱歌與吹口哨，有時他會突然停止好告訴我一些事情。他說的話裡有一段深深觸動了我，我至今記憶猶新。
>
> 我記得他的刀子卡在一個深色節疤中，那裡原先有枝幹生長。我以為他會用他的特殊機器來切掉節疤，換上好木頭，如他在製作辦公櫃時的做法。「不用，」他說，看著我。「這裡不用；這是大自然的一種顯現，是神的贈與。大自然是沒有錯誤的。這必須成為雕刻中重要部分。也許會成為一朵花。」然後他繼續雕刻，而我看著那節疤如何變成了燭台上的一朵花。

藝術家碰到了限制、失序、混亂或衝突時，不會當成是需要消除的東西，而是代表了挑戰與轉化。這很符合混亂是生命一部分這個概念。事實上，藝術的訓練可視爲是在限制中玩耍。因此，許多藝術家選擇在技術上「有限制」的媒材，而不是技術上占優勢的媒材與技法，來享受藝術性的挑戰與可能。例如：

- 黑白照片興盛，儘管彩色處理迭有創新。
- 音域有限的古老樂器繼續被使用，儘管音域更寬的機械以及電子樂器已被發展出來了。
- 有些戲劇表演仍用簡樸的舞台，而不是複雜精巧的機械舞台。

於是創新成為藝術家的另一項工具，不比限制更好或更差。藝術家態度透過在干擾、限制與混亂中尋找美感，而讓結構得以創造出來。

這種態度也包括了消除過程阻礙的勇氣。雖然在上述故事中的父親接受了一塊木材上的節疤，但他絕不可能接受一把沒有磨利的雕刻刀。古典音樂鋼琴家也許會接受樂器的限制，而且接受鋼琴無法複製出長笛的聲音，但這不表示他也會接受稍微走音的鋼琴。但從另一方面來看，這位鋼琴家如果彈奏鄉村散拍音樂（honky-tonk rag）時，可能比較會接受這樣走調的鋼琴。一位雕塑家在某一天可能會使用較乾的黏土，但在其他時候可能就不會接受作品完成後出現的小裂紋。第三者的降臨幫助我們決定哪些限制是需要接受的挑戰，哪些是需要消除的障礙。

這種藝術態度顯然與治療師對於失序、限制或干擾的態度類似。需要考慮之處很多，而不只是簡單的消除「不適」或接受「障礙」。不管治療際遇中浮現什麼意象、愉悅或受苦，都有故事可說，其中可能含有值得學習的教訓，或等待接受的禮物。要讓這些發生，我們需要毅力與勇氣無條件地臣服於第三者的降臨，進而進行接受與消除。我們身爲藝術家與表達性治療師，所使用的技術是爲了協助情況發生，而不是將技術本身視爲目的。

架構與框架

架構
無法保證安全
但是
可以協助圍限危險。
架構
是嘗試控制時間。

為了創造安全空間來創作與療癒，治療師必須謹慎架構療程。療程整體的「框架」或架構，是創造安全感與信任的關鍵。實務上，這意味著在空間與時間上建立清楚的界線；也就是，清楚的開始與結束點、私密與安全的空間，以及兼具身體與情緒安全的基本規矩。

在這些整體的架構下，我們發現整個治療過程都需要架構。幸好藝術提供了有用而清楚的傳統，來架構或框架療程。藝術中的一些「框架」舉例如下：

- 對畫家而言，一張**畫布**容許了有距離的圍限。
- 在舞蹈與戲劇中，**舞台**提供了神聖空間，傳統的禁忌提供了與表相事實的清楚界線。
- **面具與戲服**容許神靈透過靈媒發言。例如戴上傻瓜的面具，一個人可以說出或舞出可怕的真相，而不用背負實際的後果。
- **詩**提供了框架來賦予事物不同的名稱；詩可以用不尋常的文法與讓人意外的邏輯，安全地排除或喚起意象。
- 音樂讓未知的意象安全地沉浸在情緒中，培育狂喜或不尋常的覺察狀態。

框架有助於圍限治療素材。在許多情境中，這種功能尤其重要。例如，在一對一進行工作的情況下，空間較小而沒有舞台，此時如果需要即興表演，心理治療師必須確定**扮演角色時要配戴面具或道具，脫離角色時再卸下它們**。

舉另一個例子，如果沒有確定時間的敘述（例如，即興的舞蹈或音樂表演）**，約定一個結束時間，或是一個可以納入儀式表演的結束信號**，就很重要，這可以避免打擾了神聖空間。劇場的術語「暫停！」（freeze）是有用的信號，可以與**角色扮演**時可能會用的日常用語如「停止！」或「我再也受不了」等有所區分。

很重要的是，必須向團體成員強調，觀眾絕對不能使用「暫停」信號，演員也只能偶爾使用——只有在他覺得無法繼續時，例如，因為感覺身體安全受到了威脅。許多人可能會不遵守規矩，叫出「暫停」來減輕戲劇所激發的情緒痛苦。然而，我們不要忘了，治療的目標不是逃避痛苦，而是去面對它。

治療師當然還是要對治療環境的安全負起主要責任，要一直警覺以維護安全。讓自己置身於藝術過程之外，治療師就能對治療境遇中的情況完全警覺並在場，因此通常是第一個喊「暫停」的人。

此外，治療師需要對框架的感知互動性質保持察覺：

- 舞蹈中的舞者功能就像繪畫中的畫筆。舞者的身體完全融入意象。在舞蹈時不可能對舞者發言，就像我們不可能對繪畫中的畫家發言。
- 在音樂中，時間的功能就像畫布，一個框架空間。在視覺藝術中無關緊要的限制，若在音樂中卻需要定義。為了定義框架，我們需要釐清表演所需的時間長度。

這些是關鍵的前提，由此可見現象學取向的表達性治療師所需要的嚴格訓練。

所謂的「認知活動」，例如「處理」、「反思」、「分析」或「尋找洞見」，都應該遵守適當的「框架」呈現。只有在建立了信任的氣氛後——萬一有需要的話可以承受痛苦與毀滅的意象——我們才能找到穩定的有效事實，容許反思所需要的距離。意象與呈現這意象的人兩者間的距離，是在呈現之際所設定的，為了維持這個距離，允許浮現出來的有效事實找到它自己的語言，便很重要。

玩耍

玩耍是「讓我們來假裝」。
理論剛開始是假設。
在玩耍中，整個世界成為在場。
理論與整個世界玩耍
有時稱此為客觀。
但是
孩童知道他的讓我們來假裝是一種「讓我們來假裝」，
處在玩耍的現實中；
而理論宣稱它們的讓我們來假裝為「現實」
就像把地圖當成了風景。
孩童不會在地圖上學習走路。

我們在這第四章剛開始時談過，玩耍與藝術是密切交織的，我們不能忽略它在治療關係中扮演的角色。

玩耍象徵著我們生命中最早與最基本的感知互動表演。透過玩耍，孩童學習說話、思考與「掌握現實」。要創造適於學習與療癒的玩耍場域，須要有具備一些特質，包括：

- 擺脫特定目標的自由。
- 一種「假如」或讓我們來假裝的態度。
- 一種此時此地的在場感。
- 循環性（circularity）；因為玩耍在玩耍的行動中便實踐了它的目的，而不是透過達成目標。

雖然我們不會深入討論此議題，但我們確實覺得重要的是要記住：玩耍的態度能鼓勵創意，並刺激我們作品的想像力。

過程與處理

某些「處理」（processing），也許稱爲反思更爲恰當，是治療中爲「過程」（process）做出了結的重要階段，但在很多情況中，會成爲主要的焦點。當案主透露了一項素材——一段回憶、想法或感覺——過度熱心的治療師就進入了過程，也許還過度操作過程，常常流於尋找可能會限制對素材的理解的詮釋素材，而不是改善彼此的了解。

藉由把心理治療當成一種**藝術**過程，我們發現，**過程本身**

（不是**處理**）提供了最重要的治療價值。療癒時常以隱喻的形式發生，根本不需要任何語言上的處理。這種現象在孩童身上尤其可見——如藍瑞斯（1991）[9]的紀錄——對於有認知與語言障礙的成人來說，也是如此。如果我們有勇氣進入、探索、解決那些從它們自己的「地盤」——想像的國度——浮現的素材，那麼，透過一項藝術創作、訴說一則故事或寫一首歌，靈魂便與我們有了接觸素材。

這種藝術過程是什麼？如何實際去做？我們只要打開通往意象之門，然後接觸它們，學習它們的教導。有數種方法來接近意象，而我們參考了藝術家的做法。其中一種基本方法是對話。

對話

我讓自己被浮現的故事引導
故事站出來
成為我的嚮導。
我讓它說話
它回答我

藝術過程的一個重要面向是與意象對話的藝術。海德格提供我們一個使用對話的理由，他在〈藝術作品之起源〉（The Origin of the Work of Art）一文中談到了藝術、詩與眞理之間的關連。他寫道：

> 真理關乎存在之物（beings）的照亮與遮蔽，係在組成時發生。所有藝術，使存在之物的真理得以降臨，以此來看，其本質是詩……語言，首次賦予存在之物名稱，因而使存在之物首次有了文字與外觀。只有這個命名能從存在之物的存在（Being）之外將存在之物指定給其存在。……藝術的本質是詩。詩的本質，於是，是真理的發現。（1977,pp. 184-186）

由此，我們可做出結論：談論「關於」（about）意象對我們有效事實的影響，並不是特別有幫助。更適合的方式是對話，也就是「與」（with）意象交談，或談論「來自」（from）意象的東西，這是麥克尼夫描述的方法。他把這方法稱爲「對話中」（dialoguing），而在他的書《以藝術爲醫》（*Art as Medicine*,1992）中，他稱之爲表達性治療中的「談話冥想」（loquent meditations）。

> 引導此方法的態度是把意象當成有靈魂的。我們處理意象的方式有如處理一個人，而我們同樣無法解釋一個人。一個人無法被貼上「依賴」、「沮喪」或其他抽象概念的標籤。我們越是了解獅子，就越能看到每一隻獅子的獨特……談論關於意象，會進入更密切、更有想像力的與意象交談的地步。談論關於圖畫時，是從自我（ego）的觀點出發，這觀點控制了談論的內容。

> 與意象交談時，我把意象當成一個新來臨的事物……我持續承認與了解它的實際存在。身為對話的參與者，它比較不會被降低成抽象的概念。（McNiff, 1992, 99 與 105）

我們可能相信想像的對話有其必要，也有其益處，但是關於如何去做，卻讓人感到困惑。在另一方面，進行想像的對話，仰賴的是人類天生的能力；然而，無數的人在生命早期即錯過適應這個過程的機會，對此可能比較困難。大多數藝術家對於對話有某種直覺，雖然他們也許不把這視爲特別的現象，甚至也無以名之。

簡言之，與意象交談就像與一位聖人或私人的上帝交談一樣；就像與死去的朋友或家人交談；或與夢中浮現的影像交談。它們用**它們的**方式來回答：就像繪畫告訴畫家：「這樣夠了。」像詩告訴詩人：「不行——換成那個字。」像母親告誡我們：「小心！」而她其實並不**真正**在場；就像夢中的影像呼喊：「注意我！」意象以**心靈語言**（language of Psyche）對我們說話。而且我們與它們對話時，它們便有了人性，並更加深沉（Barba, 1988, 148-149）。

重要的是要記住：想像的對話形式很多，不限於對圖畫說話。一個在舞台上扮演公車司機的人，當他卸下角色（de-roles）時，可能會跟司機的角色對話，或與乘客、公車以及交通對話。在即興舞蹈之後，擔任「風暴之鳥」的舞者可能會與鳥兒、風暴或風神對話。即興演奏結束之後，音樂家可能會與整首或部分樂曲對話。我們也可能跟一個角色、一個主題或一段音樂對話，例如，與一段未能在音樂中強烈表達出來的哀傷旋律對話。另一個例子可能是，一段快節奏或一個無法符合想像的樂器。一首詩的作者可能與一首詩的意象、動勢、行動或韻律對話。如果我們檢視一首詩，提到愛慾之神厄洛斯的章節，我們可能想像一個人與「香水」對話，與「潮汐」的變動、「撞破我的門」的行動對話，或與破門而入的人對話。

一個人也可以用行動、動作、演唱與演奏樂器來對話。也就是說，上述的演員、舞者、音樂家與詩人，可以使用其他的藝術體系來代替**說話**。例如，扮演公車司機的人在表演後，用饒舌歌來跟「公車上的乘客」對話，或用舞蹈與交通對話。舞者與鳥兒也許可以在音樂中用繪畫對話，或以戲劇表演風神而與風暴的對話。音樂家可以對著即興演奏的錄音跳舞，以此來進行對話，或撰寫歌詞來與樂曲對話。同樣的，詩人可以從他的詩中找出旋律或節奏來對話。每一種藝術體系都提供了機會，透過它們的想像模式、意象、行動、動作或韻律與聲音，來與藝術作品相遇（meet），也因此與有無數的機會與對話相遇。

合作與對抗

我無法避免

也

無法強迫

它

朝我而來

如

我朝它而去

有趣的是，心理治療師常使用的一個共同隱喻——把心理治療視為「戰爭」。伯林（Berlin, 1991）提供了幾個例子來支持這項發現。他指出，佛洛伊德經常使用這個隱喻，說出這樣的話：「心理分析治療師有三重的**戰鬥**要進行」；「病人拿出了過去的**盔甲**」；「人類的自我（ego）會對**威脅**到它的危險加以**抵禦**」與「一定要**獲勝**」（p. 361)。這種「心理治療是戰爭」的隱喻——不僅見於佛洛伊德的用語，也見於大多數的治療——專注於**戰鬥**中的**衝突**、**戰術**與**戰略**，且確實也消除了病徵、疾病，也就是「**敵人**」。在這樣的努力下，我們合併使用**對峙**與**策略式干預**，而且對工作中的各種**抵禦**加以戒備。

在藝術中，強調的不是**對抗**敵人，而是與素材**合作**。藝術沒有眞實的敵人，因爲**所有**素材，不管多麼醜陋、兇惡或痛苦，都能夠以美感的方式來表達。藝術家努力沉浸於素材中，盡可能眞實地將之傳達。這個過程需要大量的「合作」，素材伴隨著增強對素材的經驗，最好是某種與素材達成共識的形式素材。

這種與素材合作的概念可見於湯瑪斯・摩爾的著作《傾聽靈魂的聲音》（*Care of the Soul*），他呼籲要把症狀當成「靈魂的聲音」，鄭重以對，花時間去**相處**，而不是一味**消除**那些令人**不悅**且往往**痛苦**的症狀與情緒，畢竟這些症狀與情緒都是生命的一部分（1992）。我們則要進一步提出警告：忽略或嘗試消除這些「惡魔」，時常會有反效果，讓它們轉入台面下，從我們的無意識發揮影響力。

我們發現，把治療過程視爲「藝術」而不是「戰爭」，會加強治療關係，讓勇於嘗試的人踏上療癒之路。

同樣地，治療的改變過程，可以用機械模式、有機模式兩種觀點來看待。機械模式認爲「自我的部分」要「整合」才能達到「完整」，這意味著心理上的健康。這種模式把心靈分成了許多部分，可以增加一些部分，或取走另一些部分，有如機器中的零件。將這種隱喻加以擴展，就會看到許多心理學用語會談到我們腦部「儲存記憶」、「播放錄音帶」，以及從現代電腦科學借用了隱喻，說「設定（programming）自己」來改變。

有機模式比較符合表達性治療的實務，因爲它促成「與素材合作」，採取大自然的隱喻來想像改變。這種「當代的互動」觀點其實有悠久的傳統。影響到這個觀點的大自然隱喻，描述了自然轉化的方式，例如蛇蛻皮，或樹長出新芽與葉子。我們觀察到新的長在老的上面，而且新的在老的尚未死去之前就存在，只是看不見。這意味著，當我們想要改變事情時，事情就已經開始改變了；在我們的心智捕捉到它們之前，它們就啓動轉變了。所以，治療師的任務不是讓事情發生或改變，而是去強化我們對發生中的改變有所覺察。

溝通與感知互動技術

前面已經說過，人們彼此溝通時，會自然使用數種感知模式。我們使用視覺意象，例如在陳述事情時：「看啊；很容易，就像這樣……」然後我們在沙上或紙巾上畫出來。根據我們文化背景，我們可以使用動作，例如「用雙手來說話」，或用動作與姿勢來傳達訊息。我們使用聲音，製造聲響來描述、塡補尷尬的寂靜或強調情緒。有時我們用詩意語言來說話，尤其是在分享親密之時。當我們想要模仿或強調一個經驗，我們會「表演」出來。

我們選擇的感知模式會影響我們有效溝通的能力，因此提供多一些的表達「選項」（repertoire）是有幫助的。能敏銳感受特定模式的性質，才有助於溝通。

爲了面對人們對於各種感知模式所產生之眞實或想像的障礙，身爲心理治療師的我們也要發展出這方面的敏感度。當我們把這種敏感度帶入治療關係中，我們便知道如何開始從對方最自在的地方開始。例如，我們可以從對話開始，從散步開始，從沉默的相處開始，或下一盤棋。一旦建立了信任，就有可能進一步試試運用藝術。到頭來，不是音樂、繪畫、舞蹈、詩或戲劇來單獨「進行治療」。在生命、治療與教學中，最重要的是人們之間的關係、溝通與交流。藝術能**促進**這些交會。

感知互動移轉

當我們從一種感知模式直接換成另一種，並使用前一種感知的經驗與產物，那麼這種改變便稱為**感知互動移轉**。以下的實驗過程描述了兩種移轉：第一，從視覺意象到言語；第二，從言語到動作與／或聲音。

- 治療師提供治療團體蠟筆、顏料、畫筆與紙。要求團體成員挑選兩個顏料來作畫，玩一些諸如點、線與大塊塗佈等元素。
- 成員展示他們的繪畫與素描。發下小筆記本；成員觀賞每件作品，寫下與每一件作品對話所產生的回應，把文字留在作品旁。
- 完成後，成員回到自己的作品與收到的文字禮物。讓成員在安靜的空間中，安排這些文字，隨自己的意思增加或刪減，直到產生了一個自己喜歡的詩意結構。
- 在小團體中分享繪畫與詩，將這件個人作品當作一項發表（presentation）的準備，到了那發表時要加入動作與聲音，以加強意象。

- 最後治療師在較大團體中協助發表，並給予回饋。

要注意的是，在上述的例子中，口頭回饋被放到過程的最後，而且每一階段的經驗連同作品一起被帶到下一階段。在同樣的情緒中，表達持續進行，沒有中斷。指導語要盡量減到最少。在許多例子中，藝術表達本身被有效地用來替代言語指示。例如，舞蹈結構可能因為音樂的引入而移轉方向、受到影響；或者，一群孩童可能帶領或回應一個動作或聲音，其中便意味了結構的改變。

可以從許多考量來決定適合的感知互動移轉：

- 在療程中需要強調什麼：個體性，社交性，或兩者處於一個互動、動態的過程？
- 表達是否強化了？或有需要專注於某個等級（level）上來協助整合？
- 用不同的模式來探索同一個素材，目標是豐富、加深或擴展一項表達？
- 是否需要換成更自在、更不具威脅性的模式？
- 如果目標是處理言語障礙，從繪畫移轉到聲音即興表演是否有幫助？[10]

感知互動移轉也可以協助把察覺到的「弱點」轉變爲力量。例如，一個人在創作音樂時發生「在場」與「退縮」循環重複的情況，這可能會被視爲一種弱點。然而，當這種退縮的循環在即興動作中表達出來時，可能會轉變成一種表達性舞蹈，透露出更多元的互動面貌。用大型而堅固的橡皮繩在舞者之間拉扯，便可以讓這樣的舞蹈展現出來，橡皮繩可協助激發封閉與分離的微妙動作。對於孩童，在戲劇架構中玩躲迷藏遊戲，同樣可以引發退縮循環的感知互動移轉。

有許多情況可被當成感知互動移轉。另一方面，有些特定情況可能需要專注在單一模式一段時間。感知互動移轉並無簡單的規則可循，但對特定模式的可能性具備敏感度，是有其價值的。不管面對何種治療情況，這種敏感度都可以使更豐富的工具以及更完整的反應被容納。同樣地，我們不能只靠感知互動移轉來進行治療。需要人們彼此合作而形成的有益互動，才能有更深的連結與情緒表達。感知互動移轉可以加強經驗，讓人更能觸及情緒，達到更完整的洗滌，擴展意義，或啓動更有效的團體參與。

先敏感度——後藝術技巧

讀者可從前述感知互動移轉的例子注意到，治療師運用的手藝（manual skill）一直都保持在同樣等級，只運用單純的素材及其性質——從簡單的色彩與形狀、單一字眼或短句，到非特定，簡單的動作、姿勢或聲音。這說明了「**先敏感度—後藝術技**

巧」（low skills-high sensitivity）的原則，這在感知互動表達性治療中很常見，也讓任何人都可以接觸藝術，不管有無藝術經驗或訓練。在此進一步說明這種做法。

我們許多人被教導，藝術的品質端賴於手藝的完美，這讓我們能精巧地塑造、改變、建造與處理藝術素材。然而，當我們探索不同文化的藝術，發現藝術最常感動我們的並不在於技藝精湛，而是某種我們所謂的**表達能力**。當然，這不是說技藝精湛不美，也不是說必須模仿其他文化的藝術，才能得到表達能力。然而，我們可以學習其他文化對於素材的敏感度。

例如，日本風格的插花、石頭與砂子形成的枯山水，可以是一種強烈的表達，而其基礎建立在創作者對於素材以及素材彼此關連的意義的敏銳感受上。相同的，日本能劇的音樂以簡單的突發聲響、音調以及混雜的聲音拼貼而成，其中散發出精湛的敏感度，而所需的技藝遠較炫技的小提琴演奏要少。西方文化的現代藝術也學到了這方面的原則，例如「極簡音樂」與「裝置藝術」的展現方式即其中例子。拼貼可激發強烈的反應，有時可與需要高超技藝的照相寫實繪畫傑作相比擬。孩童的藝術創作時常在表達上更勝過技巧高明的藝術家作品。

許多案主會想要提升技巧，精通某些藝術手法。這種追求專精的動力，我們認為，為的是希望使表達更清晰，並更易於了解。

感知互動堆疊

以下的例子說明了三種感知互動的堆疊，以視覺意象開始，然後**增加**了聲音、動作、肢體、舞蹈，最後是戲劇結構，目標是找到一種完形（gestalt）。

- 席維歐，十四歲，畫出紅黑色的塗鴉，點與線條帶著衝動的態勢。我們不直接進入分析詮釋（「你一定很生氣！」）或回饋（「我看到你的圖畫會感到害怕，你呢？」）或反省式的對話（「你在你的畫中看到什麼？」），而是運用感知互動堆疊來**擴大想像力**。
- 請席維歐在一個大定音鼓上「奏出／玩」（play）他的畫。他之前嘗試過這個打擊樂器，但今天很難放鬆手臂讓鼓面震動。然而，他玩得很高興，直到他進入了憤怒猛擊敲打。音樂被錄下來。
- 播放音樂錄音時，席維歐與治療師一起隨著他的音樂進行「部落舞蹈」，如果他覺得自在，便可以發出聲音。
- 現在他與自身趨向憤怒的感覺更加連結了，於是他開始移轉，以戲劇性架構演出了對他姊姊的敵意。這便會發展成為最後的回饋。[11]

當席維歐舞蹈時，被要求加上他自己的聲音。這個感知互動堆疊的技巧是把其他模式加上去，或層層累疊上去，而不是在不同模式之間移動，屬於另一種同樣有助於連結更深層情緒的感知互動移轉。

在即興音樂表演中，可以加上語言。或者可以在朗誦自己創作的詩時加上舞蹈。語言、動作、聲音與行動互相連結之時，通常便會讓這些感知模式充分發揮加深經驗的功能。然而，有時可能是一個字眼或意象帶來了情緒的連結，或對意義更加精確的了解。

特定因素會偏離或打斷感知互動移轉與堆疊的過程，例如：

- 在一個療程中匆促完成，只是為了達成計劃好的移轉或重疊，違背了讓人更自在連接情緒的目標。**太快速的步調會妨礙治療過程**，這可能是因為誤以為移轉比參與的人本身更重要。
- **有威脅感的模式可能會限制個人的表達**，這個概念在討論感知互動理論的個人內在考量時首次被提出。例如，一位案主描述某人有如一隻發怒的老虎般朝他逼近，治療師便或許會展開一場老虎之舞。如果此人的宗教背景把舞蹈視為一種罪惡，那麼這種模式可能只會產生不安與不必要的衝突與罪惡感。在這個情況下，建議畫出那隻老虎可能會更適當。
- 有時選擇的模式或架構無法容許經驗持續下去，或產生的東西在移轉中逸失，導致無法認出稍早的表達。**每一個表達的個人都有獲得回饋的權利！**

再次強調，在療程中，對於模式與個人的敏感，伴隨著專注的在場感，才有助於將治療過程的干擾降到最低。

註解

1 原註：在後面談到已調解、未調解與超調解領域時，會深入說明「第三者現象」。目前可以說的是，第三者現象是指除了治療師與案主之外的第三種在場，這種現象存在於所有的治療中。我們把這種想像的領域視爲在治療師與案主之外，但還是涉及到兩者。

2 編註：梅塔波斯（Medard Boss, 1903 － 1990）是瑞士精神科醫師，受海德格直接影響而成立「蘇黎世此在分析學派」。

3 原註：在古老的魔幻意識結構（magical consciousness）中，在場感或覺察是一個人的核心，所遭逢的一切（the encountered）是透過想要與之合一的企圖而被召喚出來。在神話意識結構（mythic consciousness）中則直接朝向了神明，人們在崇拜的儀式中找到慰藉。蓋普瑟（1986）認爲當代的「無觀點」（aperspective）世界需要新的意識來結合遭逢的一切與其源頭，在無時間性的連續中達到整體的完成。
編註：蓋普瑟（Jean Gebser, 1905 － 1973）是一位哲學家及語言學家、詩人，專長探索人類意識結構。他認爲人類意識一直處於轉變中，可區分爲五種結構：遠古的結構（archaic structure）、魔幻的結構、神話的結構、理性的結構（mental structure）以及整合的結構（integral structure），每一種結構最後都會變得不足，因而被下一個結構所取代，各結構之間並無傳承可言。

4 編註：馬丁・布伯（M. Buber, 1878 － 1965）爲出生於維也納奧地利的猶太哲學家，他的研究工作集中於宗教有神論、人際關係和團體，影響遍及整個人文學科。

5 原註：乍現（flash）這個字眼是巴林特（Balint, 1980）所提出，代表在療癒關係中所有讓人意外而無法複製的效果。

6 編註：彼得 · 彼得森（Peter Petersen, 1884 － 1952），德國改革教育學者，在二十世紀初期推動了以「共同體」（Gemeinschaft）爲核心的耶納計畫學校（Jenaplan-Schule），以此改革傳統的 學校教育，重要的成就在於使各式不同教育改革的思潮在實證主義導向的教育學背景下相互融合，提出具有人文主義素養的教育學，其特徵在於自由、開放與學校經驗。

7 原註：「不確定關係」是量子物理學的一個現象。意思是要同時測量一個粒子的確實位置與速度是不可能的。

8 原註：愛丁頓的理論是說事件不是因果的。「事件不是正好降臨；它們已經存在，我們是在我們的路上遇到它們。」編註：愛丁頓（1882 － 1944）是英國天體物理學家、數學家。

9 編註：藍瑞斯（ Garry L. Landreth）北德州大學諮商、發展與高等教育學系榮譽教授，也是「遊戲治療中心」（Center for Play Therapy）的創始人；該中心是全世界最大的遊戲治療訓練中心，大力推動兒童中心遊戲治療的發展。

10 原註：順帶一提，感知互動移轉很適合治療學習障礙，因爲語言本身是一種感知互動連結。文字是需要與聲音發生關連的視覺符號。

11 原註：案主時常本能地產生動作成爲一種移轉，或感到有一股衝動必須這麼做。

chapter 5

第五章

關於研究的一些想法

研究
開始
與
結束
帶著
神祕
未知
的概念：
存在於開始時的
以及
存在於結束時的：
努力
於
其間。

我們承認，關於表達性治療領域的研究是不足的，因此我們以一整章的內容提供一些方針、想法以及最重要的鼓勵，給那些勇於處理此需求的人，希望藉此爲進一步研究的促進盡一臂之力。我們重視研究的功能，因爲它能協助我們更了解與支持我們的工作，改進我們提供給案主的服務，並增加表達性治療在同儕領域中的專業可信度。

我們最想要鼓勵的研究，是對藝術最能有幫助的。意思就是要超越典型的研究方法，這些研究方法是針對學院中以各種差異極大的取徑探索治療工作而設計的。例如，用佛洛伊德派心理分析師的語言來寫個案研究，適合心理分析工作；但就算研究者／治療師於治療中使用了藝術，它仍然是心理分析而不是表達性治療，因爲它是建立於心理分析典範，而不是藝術的傳統。我們有自己的語言來滋養自己，不用向陌生的領域借用。這是我們的重大挑戰——也是我們的責任，如果我們想讓我們的專業在更大的專業領域中眞正建立一席之地的話。

物體構成

科學研究的一個基本規則關係到**物體構成** (object formation)。**物體構成**規則禁止對同一個物體的不同判斷賦予不同等的重要性或價值。例如，水在化學上的判斷是 H_2O，在物理上是「流體」，或在哲學觀點上是「生命的象徵」。在這些不同的領域中，水的所有特性都是眞實的。

物體構成的規則需要我們在對物體的研究方法上，能因應研究過程的各個面向，包括計劃、組織、資料蒐集、策略、評估與資料處理。顯然，在研究北極冰層運動時，會採取跟研究撒哈拉沙漠沙丘運動不一樣的方法。然而，對於以人類爲主題的研究方法，相較而言就很難遵守這個規矩——對於藝術過程更是如此。

例如，關於可逆性與可複製性的問題。要完整複製個人經驗，不僅是艱鉅的任務，也充滿了問題，因爲藝術過程與其成果（繪畫、舞蹈與即興表演）即使由同一人在相同的情境下進行，每一刻可能都不一樣。另一方面，如果我們否定藝術成果是從先前的過程「成長」（grow）出來的，便違背了藝術的基本面向。我們若改變藝術作品的程序，就會改變了整體的條件（Tüpker，1990）。

如果我們把物體構成規則用在表達性治療的治療關係研究上，我們得將已調解、未調解與超調解領域視爲對同一物體的不同判斷。在已調解領域中也許有效的方法，例如測試一項藥物的效果，可能不適合用來研究人類經歷在心理治療時的效果。同樣的原則也可用在企圖只針對未調解與超調解領域的方法。

最後，如果希望找出適當的研究方法，我們要記住，我們使用的任何感知模式都只是事實的一個意象，而不是眞正的事實本身。換言之，每個模式都屬於想像的或想像事實的領域，而不屬於表相事實的領域。意象影響了我們的有效事實，因此影響了我們的觀察、認知與行動。還有，與意象一樣地，這些感知模式是來自創意行為。

科學哲學家貝佛瑞奇（Beveridge, 1950）認為，藝術家與科學家在尋找意象上是聯手的。數學家穆勒（Müller, 1985）便提供了例子，顯示研究過程時常是自然發生的，解答的發現尤其如此，很像神祕經驗，這些發現也具有意象降臨的特性。科學與想像力的連結就跟藝術一樣。穆勒自己還說：「科學家是擅長隱藏自己藝術的藝術家。」（1985，P. 117）

當心智研究著某些事物時，時常創造出新的模式與意象，牴觸或取代先前的模式與意象。雖然與表相事實不一樣，但科學與哲學永不停頓的創造過程幫助人類繼續探討眞相。這種持續的努力很像詩人、說故事的人與作家的工作。李維史陀（Levi-Strauss）[1] 說，作家與當代科學家以同樣嚴謹的邏輯追求眞相，只是策略不同（1966, p. 15）。

毫無疑問，藝術、哲學與科學都透過創意行為與想像力連結。然而，創意行為可能有不同的形式：

在藝術中，是重新創造眞理的儀式。

在哲學中，是眞理意義的示現（vision）。

在科學中，是眞理秩序與法則的勾勒。

如果缺少了創意行為與想像力，這些不同思想體系的界線就會變得僵固。結果是，有人會宣稱自己是眞理「唯一」的守護者，我們就會面對危險的基本教義派與現實主義。有位物理學教授曾經評論笛卡兒式研究（Cartesian research）只考慮可衡量的資料與獨立的因果，「如果愛因斯坦進行研究時不運用想像力，只使用牛頓與麥斯威爾的法則而不質疑，他就只能證實那些法則，永遠無法創造出相對論。」這個例子可做爲隱喻，象徵著將不屬於藝術的理論應用在表達性治療的研究上。波特曼（Portmann, 1973）針對相同主題說，任何研究方法必須從自己的物體構成來創造自己的可能性，而不應該用其他領域的界線來侷限想像力（p. 137）。

藝術過程、創意行爲、藝術態度與超調解第三者，其中的關連對表達性治療師是很清楚的；然而，也似乎可以用在穆勒認爲是隱藏的藝術家的科學家身上。當愛因斯坦說：「我們了解到不能解釋的東西的確存在，這樣的了解本身便顯示出最偉大的眞理，閃爍著美，而我們從其中只能得出微弱的假設——這個認識及這個觀念是所有虔誠信仰的核心。」（Behnken, 1985, p. 8）他指涉的似乎是超調解。以科學研究表達性治療的困難與機會，便存在於與創意行爲、想像力及超調解的連結上。透過這個連結，我們進入超科學領域，進入對於探索的啓發式研究，這個探索現象是有創造力的治療與科學的精髓。針對想像力、創造力與自發即興的所有研究與理論，都面對著同樣的困難。

神經學家奧利佛・薩克斯（Oliver Sacks, 1987）發現這種連結上的困難甚至更加根深柢固。他把「思考」這個行爲當成藝術，並從中看到了心理學科學研究上的重大挑戰。他說：「沒有任何科學心理學能自稱完整，除非它能開始解釋音樂做爲一項藝術的特殊性與藝術的普遍意義。」他又說：

> 我們開始了解神經系統的機械計算能力；但在這些可能性之外，還有原始的東西，在這些之下，我認為我們需要完全不同的思維，來了解藝術如何運作。我認為，任何人的生命與心智，不論時代，在本質上都是藝術。我認為思維本身是藝術，不是機械程序。

藝術態度並不主張消除困難、限制與干擾，而是當成挑戰，可能促使意象浮現。秉持著這種精神，我們或許可以藉助已調解、未調解與超調解領域，發現適當的研究方法去研究表達性治療，來解決我們的困難。

麥克尼夫（1985）在研究表達性治療的教學時，提出了研究與建立屬於藝術本質的理論很重要。對於本質（indigenous）這個字眼，他要求的準則與我們這裡所提倡的相同。接下來，我們要提出一些我們認爲符合這些要求的現象學研究方法。

研究方法

詮釋學研究（hereneutic research）

假設治療關係的描述本身具有藝術本質的特性，那麼它們就成爲藝術的一部分。這些關係的記錄文件便成爲文學，於是成爲詮釋學探討的來源——只要不是用簡化的、醫學的或心理學的術語寫成，因爲這樣只是靠概括來做出結論，而不是將注意力引向特殊性，以觸及更深的層次，如詩的語言那樣。薩克斯出版的案例研究便示範了非簡化的記錄方式。伊芳・艾雪（Yvonne Escher, 1988）在她的影片《靈魂的意象》（*Bild der Seele*）中，也提出關於感知互動研究記錄的極佳例子。

詮釋學研究可能會採取文學評論或現象學的傳統詮釋方式。這些詮釋所萃取出來的本質，可以透過量化研究方法學的方式來整理與比較。

藝術本質分析（art indigenous analysis）

藝術本質分析以**藝術方式**來處理治療過程的研究，或如藝術家的做法，在結晶理論與感知互動理論中找到理論基礎。

在這個類別中，我們發現「音樂治療的型態學」是比較進步的方法之一。音樂學的思維建立了觀察的基礎。例如，治療師與案主之間的即興對位演奏存在著治療關係。音樂語言不需要被翻譯成不了解音樂的術語，仍可反映出心理學的深度。例如，我們可以以音樂主題的呈現方式來處理治療過程，比如主題被改變、支持、稍後又被引用，或以對照的方式來支持、以音樂的不間斷（attacca）來形成對抗（Weymann, 1986）。

我們在拉班（Laban, 1947）[2] 的舞蹈動作分析中找到類似的原則，它被舞蹈治療師進一步發展，名爲「努力與造形」法（effort and shape）（Dell, 1980）。我們從中發現了屬於動作、舞蹈本質的語言，被運用在觀察上。若要進一步了解這個方法，可以思考莫雷諾將戲劇類比爲治療過程的想法（1973）。

原型傳統的對話記錄（dialogue transcript of the archetypal tradition）

麥克尼夫（1988, 1992, 1993）在萊斯利大學研究所表達性治療課程的論文研討會上，對於對話記錄提出了很好的說明。這個方法可用在所有的藝術體系上。

這個方法的核心是把藝術的出現視爲第三者降臨，超出了我們的控制。因此，研究專注在與意象對話時的美感反應。如果對話嚴格遵照希爾曼（1977）的原型現象學體系來引導，這種對話的記錄將透露出「未經詮釋的」（uninterpreted）心靈，讓意象爲自己發言，爲後續針對方法學與治療師及治療效果的研究建立豐富的資料。

美感法（aesthetic methods）

在此我們把注意力放在藝術過程中重視素材、構成、形式與內容的現象上。這個方法類似藝術本質分析，但是將藝術知識的構成與形式（例如，音樂學）延伸到歷史與美感概念。於是案主的藝術作品被置放在歷史與審美傳統的背景裡來檢視。

例如，艾瑞斯曼（M. Erisman, 1988）將案主的肖像畫置於藝術的歷史與審美背景下，發展他所謂的「動態美感」（dynamic aesthetics）理論，協助了解案主的心理運作，而不需要用到不了解藝術的心理學模型與詮釋。另一個屬於此類別的理論是多元美學（polyaesthetics）。

隱喻法（metaphorical methods）

治療關係可以藉由意象以隱喻的方式來設想，將之當成一件藝術品來看待。相關的例子包括：「靈魂的風景」、旅行故事或一部電影——已調解、未調解與超調解的存在之物在其中生活、成長、棲息、工作、衝突或找到和平。

一個有趣的例子來自李布哈（Lebhard, 1988）。他看著工作時段中被畫出來的風景畫，然後運用正統的地理學與氣象學原理來研究，以了解與他一同工作的病人在情緒上的改變。天氣與氣候於是成了感受與情緒的隱喻。

內在與外在世界的意象可以藉由物理或生物學領域的理論引發進一步的共鳴與研究。例如，席爾卓克（Sheldrake，1981）以型態學場地理論（morphological field theory），來處理由當事人無法了解的意象所控制的形式與行為，「我所採取的做法很類似榮格的集體潛意識概念，」他解釋，「主要差別在於，榮格的概念是用在人類經驗與集體記憶。而我認為類似的原則可以用在整個宇宙上。」（Sheldrake, 1981, pp. 11-25）

質化與量化研究

如果只提倡**質化**研究方法的可能性，這段討論會被誤解。問題研究仍然很適合用量化研究方法。當然這些問題只限於已調解與未調解領域，但也與表達性治療很有關。有些來自已調解領域的問題除了關於時間的安排、空間的需求與進行治療的機制之外，也關係到特定藝術素材的潛在危險、各種樂器的適宜性，以及黏土最佳的窯燒溫度。處理這些問題的研究時，使用傳統的資料蒐集、衡量與統計分析可能會很適合。

其他問題可能涉及到特定人口統計資料、機構對於表達性治療在雇用與財務支援方面的傾向，以及個性相對於學養分別對治療師的能力有何影響；這些都觸及了未調解領域。在未調解領域中，正統的質化研究方法也許最適合，這些包括了行動研究、參與式觀察與現象學探究（Giorgi, 1985），以及啓發性研究法。莫斯塔卡斯（Moustakas, 1990）[3] 甚至建議一種鼓勵研究人員進行藝術表達的研究方法，藉此獲得關於研究者自身偏見的訊息，這個方法也可運用在主體的研究上。

當探索超調解領域時，我們唯一可用的是經由召喚、探索、詩意的方法，使用藝術來研究藝術。在這方面，我們或許可以從電影、展覽、創意寫作甚至小說中找到素材。雖然這種研究不一定能讓我們獲得通則或結論，但可以豐富與加深我們對超調解事件與過程的了解，那些是我們擔任治療師所能接觸到最引人入勝的素材。

註釋

1　編註：李維史陀（Claude Levi-Strauss, 1908 － 2009），著名法國人類學家，有「現代人類學之父」美譽。他所建構的結構主義與神話學不但深深影響人類學，對社會學、哲學和語言學等學科都有深遠影響。

2　編註：拉班（R. Laban, 1879 － 1958）舞蹈教育家、編舞家，發明了一套舞譜系統來紀錄舞蹈作品，並創出拉班動作分析理論，目的在於認識舞蹈的本質、洞察舞蹈作品可分辨的特徵、觀察舞蹈隱含的秩序。

3　編註：莫斯塔卡斯是美國人本主義心理學家，發展出啓發式探索的研究步驟。

Epilogue

結語

我希望我們有助於釐清感知互動表達性治療是一種專門化且有所聚焦的心理治療體系，它的基礎建立在所有藝術共通且長久存在的想像力上。這是極艱難的任務，而且當我們不可避免地提不出嚴格的比喻性定義，我們便依賴想像的對話——表達性治療的基本工具——來探索與豐富我們對這些原則的了解。因此，這項工作沒有如預期般明確具體。我們明白人性追求明確具體，尤其是在當代社會；然而，面對這些如此私密地處理著藝術與心靈的素材，我們沒有其他方法來有效探討它，我們的實務經驗一而再、再而三地發現，藝術的療癒力量只能存在於非限制的、想像力的領域。

我們希望這只是探索感知互動表達性治療的開始，因爲至今沒有文獻完整探討感知互動表達性治療，也沒有對可能從這一門專業中獲益良多的大眾完整「說明」過。

對於我們的學生們與我們所知的表達性治療師的傑出工作，我們要給予讚揚，他們提供了我們研究的資料；我們也要敦促他們更進一步尋找空間與支持，來進行他們的重要工作，貢獻我們的世界。

最後，爲了貫徹我們工作的精神，我們想引用一首到目前爲止尚未發表的詩，作者是楚門 · 尼爾森（Truman Nelson）[1]，一位優秀的作家，作品包括《先知之罪》（*Sin of the Prophet*, 1952）與《革命的權利》（*The Right of Revolution*, 1968）。尼爾森表示此首詩是爲了表彰表達性治療而寫：

我認識的人大多被凍結。
但沒有死亡。
只有他們的情緒生命被凍結至死。
不是說他們不會偶爾鬧情緒：
但只是閃爍，黯淡的藍色
透過冰塊的裂縫。
當他們的淚之水……
他們的自憐，浸淫其中。

沒有自憐
他們可以在冰塊中燒個洞
或造成一聲巨響而裂開
讓周圍的人都顫抖面對生命。
然後人們畏懼地修補裂縫
鋪上厚重的諮商，治療
藥丸，藥物，安撫與調理
蓋在裂縫上來熄滅下面的火焰。

讓它燒吧。讓它燒。

讓火焰茁壯，融化冰塊。

因為在冰裡面被封住

所有死去世界的美麗與進步，

等待被融化；豐富與芳香

如一碗滋養的金粉之湯...

把永恆太陽的銅色放上世界，

生命的光輝……永遠。

——楚門尼爾森，1978 年 11 月 15 日

註釋

1　編註：楚門・尼爾森（Truman Nelson, 1911 － 1987）美國作家，創作與歷史有關的小說、論文，也是一位民權運動者，作品中主要探討革命與革命道德以及美國社會中反種族主義和民權的奮鬥議題。

誌謝

我們滿懷敬意與謙卑，感謝那些對發展感知互動表達性治療做出貢獻的人們。首先，我們對萊斯利學院研究所（Lesley College Graduate School；現在是萊斯利大學）的碩士班與博士班學生、附屬國際機構的練習生，以及我們的同僚們致敬，我們的老師們在前藝術與人類發展研究所的支持下，以感知互動表達性治療進行教學並啓發學生。我們不斷地被學生的問題所啓發，並且從他們的探索、調查以及論文研究得到學習。這本書根基於對於藝術的深刻信仰與不變的愛，若沒有我們藝術研究所的創辦人、我們的恩師雄恩・麥克尼夫不斷地獻身，並給我們充滿靈感的挑戰，這本書是不可能出現的。

我們還要向史蒂芬・理文表達感謝，他爲我們提供了哲學上的指引；我們感謝「國際表達性藝術治療訓練中心網絡」（International Network of Creative Arts Therapy Training Centres）的所有同事給我們堅定的支持；也感謝這個網絡在歐洲的先驅們：德國的漢斯・和爾穆・戴克 - 沃伊特（Hans Helmut Decker-Voigt）、荷蘭的安尼特・布列德羅（Annette Brederode）、挪威與瑞典的菲利浦・斯百瑟（Philip Speiser）、以色列的亞柯夫・納歐爾（Yaacov Naor）；以及那些在加拿大與美國推動這個網絡的傑克・維勒（Jack Weller）、娜塔莉・羅傑斯、艾倫・理文（Ellen

Levine）。

如果表達治療的歷史有一天被寫下來，我們必須另外感謝史帝夫．羅斯（Steve Ross），他勇敢地成立第一個表達治療的協會，還有前萊斯利學院研究所所長迪克．威禮（Dick Wylie），他確保了了這個領域發展的學術自由，也感謝新的國際表達藝術治療協會（International Expressive Arts Therapy Association; IEATA）的所有創辦人，他們把這份工作的精神帶上世界舞台。

我們也感謝下列期刊：*The Arts in Psychotherapy* 與 *Journal of the Creative and Expressive Arts Therapies Exchange*（*C.R.E.A.T.E.*），本書中的某些素材，與在這些期刊中的形式稍有不同。

本書是保羅．尼爾在其著作《教育與治療領域的感知互動學習》（*Intermodal Learning in Education and Therpay*，暫譯，1978 年由作者在麻州劍橋出版，之後翻譯成 1979 年的《表達藝術療法》〔*Ausdruckstherapie*〕）一書中所發表的研究與練習的延伸。這本書的新版——有許多關於現實、美、研究、治療關係以及實際應用的擴大考慮——代表我們真正地在理論上、藝術上以及哲學上共同合作、努力。因此，我們希望在最後互相感謝：保羅，他原創的理論以及持續發展的觀念與啓發；瑪戈，他貢獻了詩一般的文章以及充滿思想的哲學問題；海倫，他對本書的企劃與編輯負有重任，同時也促進我們三人之間的溝通，讓我們得以澄清想法與觀念。

參考資料

Agell, G. "The Place of Art in Art Therapy: Art Therapy or Arts Therapy," in *American Journal of Art Therapy*, Vol. 21, July 1982.

Alesch, C. "The Unity of the Senses," in *Polyaisthesis*, C. Alesch & P. Krakauer (Eds). Wien, Austria: Verb. Wissensch. Gesellschaften, 1991.

__________, & P. Krakauer (Eds). *Polyaisthesis*. Wien, Austria: Verb. Wissensch. Gesellschaften, 1991.

Anderson, W. *Ethos and Education in Greek Music*. Cambridge: Harvard University Press, 1966.

Armstrong, A. H. "The Divine Enhancement of Earthly Beauties," in *Eranos Lectures*. Dallas: Spring Publications, 1987.

Arnheim, R. Guest Lecture, Lesley College Graduate School, Cambridge, Massachusetts, February 1987.

Bachmann, M. *Dalcroze Today: An Education through and into Music*. Oxford, England: Clarindon Oxford University Press, 1991.

Balint, M. *Der Arzt, sein Patient und die Krankheit*. Stuttgart: Klott-Cotta, 1980.

Barba, H. *An Overview of Áñììõéá in Hellenic Times* or *It's All Greek to Me*. St. Olaf College, 1981 (unpublished).

__________. *A Psychology of Recurring Imagery* (Master's Thesis). Cambridge: Lesley College, 1988.

Behnken, H. & M. Steignitz. *Vorwort*, in *Erkenntnisgrenze-Grenzerfahrung*. Locumer Protokolle 18: Rehburg-Lokum, Akademie-Lokum, 1985.

Berlin, R., et. al. "Metaphor and Psychotherapy," in *American Journal of Psychotherapy*, XLV(3), July 1991.

Beveridge, W. *The Art of Scientific Investigation*. New York: Norton, 1950.

Bolles, E. *Remembering and Forgetting: Inquiries into the Nature of Memory*. New York: Walker & Company, 1988.

Boss, M. *Psychoanalysis and Daseinsanalysis*. New York: Basic Books, Da Capo Press, 1982.

Buber, M. *Ich und Du*. Heidelberg: Lambert Schneider, 1983.

Copei, F. *Der fruchtbare Moment im Bildungsprozess*. Stuttgart: Kröner, 1970.

Cytowic, R. *The Man Who Tasted Shapes*. New York: Putnam Sons, 1993.

Dabrowsky, K. *Mental Growth through Positive Disintegration*. London: Gryf Publications Limited, 1972.

Dalcroze, E. *Rhythm, Music and Education*. New York: I. P. Putman, 1921.

Decker-Voigt, H. *Musik als Lebenshilfe*. Lilienthal, Germany: ERES, 1975.

__________. *Spiel und Aktion*. Düsseldorf: Schwann, 1980.

Dell, C. *Primer for Movement Description Using Effort-Shape & Supplemental Concepts*. New York: Dance Notion Bureau, 1970.

Eddington, A. *Space, Time & Gravitation: An Outline of General Relativity*. Cambridge: University Press, 1935.

Escher, Y. *Bild der Seele*. Steckborn, Switzerland: Bodenseefilm, 1988.

Erismann, M. *"Die Dynamische Aesthetik für eine Pädagogik der Gestaltenden Therapie."* IACCT Conference, Basel, 1988.

Flores, F. & Winnograd, T. *Understanding Computers & Cognition*. New York: Addison-Wesley Publishing Company, 1987.

Frohne, I. *"Multimediales Vorgehen in der Musiktherapie,"* in *Handbuch der Musiktherapie*. Lilienthal, Germany: ERES, 1983.

_____. (Ed). *Musik & Gestalt*. Paderborn: Junfermann Verlag, 1990.

Fuchs, M. *"Ganzheitliche Aspekte zur Kunst des Heilens* (Aspects of integration in the arts therapies)," in *Hamburger Jahrbuch*, Decker-Voigt (Ed). Lilienthal: ERES, 1986.

__________. *"Poesis, die psychotherapeutische Ordungskraft des geschrieben und gesprochenen Wortes,"* in *Musik-, Tanz-und Kunsttherapie*. Münster, West Germany: Hettgen Verlag, 1989.

Gadamer, H. *Truth and Method: The Principle of Effective History*. New York: The Seabury Press, 1975.

Gebser, J. *The Ever-Present Origin*. Stuttgart: Ursprung & Gegenwart, 1986.

Gendlin, E. *Focusing*. New York: Bantam Books, 1981.

Giorgi, A., Ed. *Phenomenology and Psychological Research*. Pittsburg: Duquesne University Press, 1985.

Grant, M. & Hazel, J., *Lexicon der antiken Mythen & Gestalten*. Munich: DTV, 1987.

Grob, P. *Beziehungseffekte in der Medizin*, Manuscript available Brambergstr. 18, Luzern Switzerland, 1989.

Grotowski, J. *Towards a Poor Theater*. NY: Simon & Schuster, 1970.

Hanh, T. *The Moon Bamboo*. Berkeley, CA: Parallax Press, 1989.

Heidegger, M. *Basic Writings*. D. Krell (Ed). San Francisco: Harper, 1977.

Heisenberg, W. *Wandlung in der Grundlage der Naturwissenschaft*, Zuerich: Hirzel, 1949.

Hillman, J. *A Desperate Need for Beauty*. Titus Workshop, Lesley College Graduate School, May 13, 1994.

__________. *Loose Ends: Primary Papers in Archetypal Psychology*. Dallas: Spring Publications, 1975.

__________. *Re-Visioning Psychology*. New York: Harper Colophon Books, 1977.

Hjerter, K. *Doubly Gifted: The Author as Visual Artist.* New York: Harry N. Abrams, 1986.

Kluge, F. *Etymologisches Wörterbuch.* Berlin: Gruyter, 1975.

Knill, P. *"Auf dem Weg zu einer Theorie musikorientierter Psychotherapie,"* in *Musiktherapeutische Umschau,* Bd. 8, Heft 1, Stuttgart/Frankfurt: Fischer/Bochinsky, Feb 1987.

__________. *Ausdruckstherapie.* Lilienthal, Germany: ERES, 1979.

__________. *"Das Kristallisationsprinzip in einer Musik-orientierten psychotherapie,"* in *Musik und Gestalt,* I. Frohne, Ed. Paderborn: Junferman Verlag, 1990.

__________. "Eros on the Cruise with Rhino: The role of imagination in the creative arts therapies," in *Create: Journal of the Creative & Expressive Arts Therapies Exchange,* 2, 1992.

__________. "The phenomenon of Change in the Arts and Treatment of Substance-use Disorder," in *Japanese Bulletin of Arts Therapy,* Vol. 22, No. 1, 1991.

__________. "Researching Imagination or the Art of Learning," in *Create: Journal of the Creative and Expressive Arts Therapies Exchange.* Vol. 1, 1991, pp. 5-12.

__________. "Theory Indigenous to Art: Phenomenology of the arts process as a theoretical base for art therapy," in *Journal of the International Association for Art, Creativity & Therapy* (IAACT), Vol. 3, Heidelberg, June 1986.

Laban, R. *The Mastery of Movement.* London: McDonald & Evans, 1947.

Labhardt, F. *Die Landschaft als Ausdruck der Stimmung.* IACCT Conference, Basel, 1988.

Landreth, G. *Play Therapy: The Art of the Relationship.* Muncie, Indiana: Accelerated Development, Inc., 1991.

LeBoef, M. *Creative Craft: Imagination & Inspiration.* Landsberg, Germany: Am Lech Verlag, 1988.

Levine, S. *"Die Idee der Integration in den Kunsttherapien,"* in *Mitteilungsblatt der IAACT,* Heidelberg, April 1990.

Levine, S. *Poiesis: The Language of Psychology and the Speech of the Soul.* Toronto: Palmerston Press, 1992.

Levi-Strauss, C. *The Savage Mind.* Chicago: University of Chicago Press, 1966.

Liao, L. *"Polyästhetik und Eigengesetzlichkeit der Künste,"* in *Polyaesthesis Journal,* 4 (2), Salzburg, Mozarteum, 1989.

Lorenz, K. (Ed). *Meyers kleines Lexikon der Philosophie.* Mannheim: Bibliographisches Institut, 1987.

Ludwig, A. *Principles of Clinical Psychiatry.* New York: The Free Press, MacMillan Publishing Company, 1980.

Marks, L. *The Unity of the Senses: Interrelations among the Modalities.* New York: Academic Press, 1978.

Mastnak, W. Popper, *Gebser und die Musikpädagogik.* München-Salzburg: Musikverlag Emil Katzbichler, 1990.

Maturana, H. and F. Varela. *The Tree of Knowledge.* Boston: Shambala, New Science Library, 1987.

McKim, E. *Boat of the Dream.* Roxbury, MA: Troubadour Press, 1988.

McNiff, S. *Art As Medicine.* Boston: Shambala, 1992.

__________. *The Arts and Psychotherapy.* Springfield, IL: Charles C. Thomas, 1981.

__________. *Educating the Creative Arts Therapist: A Profile of the Profession.* Springfield, IL: Charles C. Thomas, 1985.

__________. *Fundamentals of Art Therapy.* Springfield, IL: Charles C. Thomas, 1988.

__________. "The Man Who Talks to Paintings. An interview with Coot/Napear," in *New Age Journal,* 1993, pp. 66-69.

__________. "Pantheon of Creative Arts Therapies: An Integrative Perspective." in *Journal of Integrative and Eclectic Psychotherapy*, 6(3), Fall 1987.

Meier, G. *Im Anfang war das Wort.* Bern: Haupt, 1988.

Molitor, G. Untitled seminar paper, Lesley College Graduate School, Cambridge, Massachusetts, 1993.

Moreno, J. & Z. *Psychodrama*, Vol. II. NY: Beacon House, 1959.

__________. *The Theater of Spontaneity.* NY: Beacon House, 1973.

Moore, T. *Care of the Soul.* New York: HarperCollins, 1992.

Moustakas, C. *Heuristic Research Design, Methodology & Applications.* Newbury Park, CA: Sage Publications, Inc., 1990.

Müller, K. *"Naturwissenschaft und Mystische Erfahrung,"* in *Erkenntnisgrenze-Grenzerfahrung.* Locumer Protokolle 18: Rehburg-Locum, Akademie-Lokum, 1985.

Palmer, Richard E. *Hermeneutics.* Evanston: Northwestern University Press, 1979.

Petersen, P. *Der Therapeut als Künstler.* Paderborn: Junfermann Verlag, 1985.

Portmann, A. *Biologie und Geist.* Frankfurt: Suhrkamp Taschenbuch, 1973.

Pulasky, M. A. *Understanding Piaget: Introduction to Children's Cognitive Development.* New York: Harper & Row, 1971.

Rogers, N. *The Creative Connection: Expressive Arts as Healing.* Palo Alto, California: Science & Behavior Books, Inc. 1993.

Roscher, W. (Ed). *Polyästhetische Erziehung.* Köln: Dumont, 1976.

__________. *"Polyaisthesis-Polyästhetik-Polyästhetische Erziehung,"* in *Polyästhetische Erziehung.* Köln: Dumont, 1976.

Rouche, J. "The Camera and Man," in *Principles of Visual Anthropology*. Den Haag: Paul NockingsMouton, 1975.

Sacks, O. *Weekend Edition*, an interview on National Public Radio, April 4, 1987.

Salber, W. *"Konstruktion psychologischer Behandlung,"* Bonn, cited by E. Weymann, *"Über die Beweggründe des musik-therapeutischen Handelns,"* in *Materialien zur Morphologie der Musiktherapie* (Hardwaldklinik: Institut für Musik-therapie und Morphologie, Heft 1, 1986), 1980, p. 28.

Schröder, M. M., Schröder, M. S., *Spiegel der Seele*. Stuttgart: Klett-Cotta, 1992.

Spitzer, R. (Ed). *Diagnostic and Statistical Manual of Mental Disorders* (DSM-III-R), 3rd Edition, Revised. Washington, D.C.: American Psychiatric Association, 1987.

Stanislavski, K. *Creating a Role*. NY: Theater Arts Books, 1961.

Stein, B. & M. Meredith. *The Merging of the Senses*. Cambridge: M.I.T. Press, 1993.

Szeemann, H. *Der Hang zum Gesamtkunstwerk*. Aarau: Sauerländer Verlag, 1983.

Tüpker, R. *"Wissenschaftlichkeit in Kunstherapeutischer Forschung,"* in *Musiktherapeutischer Umschau*, Vol. 11, Heft 1, 1990.

Walk, R. and H. Pick. *Intersensory Perception and Sensory Integration*. New York: Plenum Press, 1981.

Waser, G. *"Auf dem Wege zu einer gestaltenden Psychologie und Psychotherapie,"* in *Musik-, Tanz- und Kunsttherapie, Zeitschrift für künstlerische Therapien*. Vol. 3, September 1990. Stuttgart/New York: Theime, 1990.

__________. "The Role of the Communicative Unconscious in Creative Therapy, with Particular Reference to Transitional Relationships," in *CREATE: Journal of the Creative & Expressive Arts Therapies Exchange*, Vol. 1. Toronto, 1991.

Webster's New Twentieth Century Dictionary, 2nd Edition, 1983.

Weymann, E. *Materialien zur Morphologie der Musiktherapie*. Zwesten, Germany: Institut für Musiktherapie und Morphologie Hardwaldklinik, 1986.

Zinsli, P. *Der Berner Totentanz des Niklaus Manuel*. Bern: Verlag Paul Haupt, 1979.

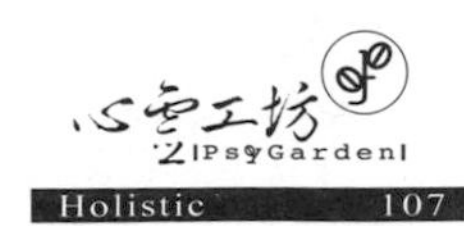

靈魂的吟遊詩人：感知互動表達性治療入門

Minstrels of Soul: Intermodal Expressive Therapy

作者—保羅・尼爾（Paolo J. Knill）、海莉・福克斯（Haley Fox）、
瑪戈・法契斯・尼爾（Margo N. Fuchs Knill）
譯者—劉宏信、魯宓、陳乃賢、馬珂

出版者—心靈工坊文化事業股份有限公司
發行人—王浩威　總編輯—王桂花
執行編輯—趙士尊　特約編輯—鄭秀娟　內頁排版—李宜芝
通訊地址—10684台北市大安區信義路四段53巷8號2樓
郵政劃撥—19546215　戶名—心靈工坊文化事業股份有限公司
電話—02）2702-9186　傳真—02）2702-9286
Email—service@psygarden.com.tw　網址—www.psygarden.com.tw

製版・印刷—彩峰造藝股份有限公司
總經銷—大和書報圖書股份有限公司
電話—02）8990-2588　傳真—02）2990-1658
通訊地址—248新北市新莊區五工五路二號
初版一刷—2016年11月　ISBN—978-986-357-075-2　定價—320元

國家圖書館出版品預行編目資料

靈魂的吟遊詩人；感知互動表達性治療入門, 保羅・尼爾（Paolo J. Knill）、海莉・福克斯（Haley Fox）、瑪戈・法契斯・尼爾（Margo N. Fuchs Knill）/ 著; 陳乃賢等譯.
-- 初版. -- 臺北市 : 心靈工坊文化, 2016.11　面；　公分

譯自 : Minstrels of Soul: Intermodal Expressive Therapy

ISBN 978-986-357-075-2(平裝)

1.藝術治療

418.986　　105019489

心靈工坊 PsyGarden 書香家族 讀友卡

感謝您購買心靈工坊的叢書，為了加強對您的服務，請您詳填本卡，
直接投入郵筒（免貼郵票）或傳真，我們會珍視您的意見，
並提供您最新的活動訊息，共同以書會友，追求身心靈的創意與成長。

書系編號－HO107　書名－靈魂的吟遊詩人；感知互動表達性治療入門

姓名　　是否已加入書香家族？□是 □現在加入

電話（公司）　（住家）　手機

E-mail　生日　年　月　日

地址 □□□

服務機構／就讀學校　職稱

您的性別－□1.女 □2.男 □3.其他

婚姻狀況－□1.未婚 □2.已婚 □3.離婚 □4.不婚 □5.同志 □6.喪偶 □7.分居

請問您如何得知這本書？

□1.書店 □2.報章雜誌 □3.廣播電視 □4.親友推介 □5.心靈工坊書訊
□6.廣告DM □7.心靈工坊網站 □8.其他網路媒體 □9.其他

您購買本書的方式？

□1.書店 □2.劃撥郵購 □3.團體訂購 □4.網路訂購 □5.其他

您對本書的意見？

封面設計	□ 1.須再改進	□ 2.尚可	□ 3.滿意	□ 4.非常滿意
版面編排	□ 1.須再改進	□ 2.尚可	□ 3.滿意	□ 4.非常滿意
內容	□ 1.須再改進	□ 2.尚可	□ 3.滿意	□ 4.非常滿意
文筆／翻譯	□ 1.須再改進	□ 2.尚可	□ 3.滿意	□ 4.非常滿意
價格	□ 1.須再改進	□ 2.尚可	□ 3.滿意	□ 4.非常滿意

您對我們有何建議？

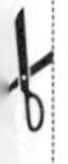

□ 本人＿＿＿＿＿（請簽名）同意提供真實姓名/E-mail/地址/電話/年齡/等資料，以作為心靈工坊聯絡/寄貨/加入會員/行銷/會員折扣/等用途，詳細內容請參閱：http://shop.psygarden.com.tw/member_register.asp。

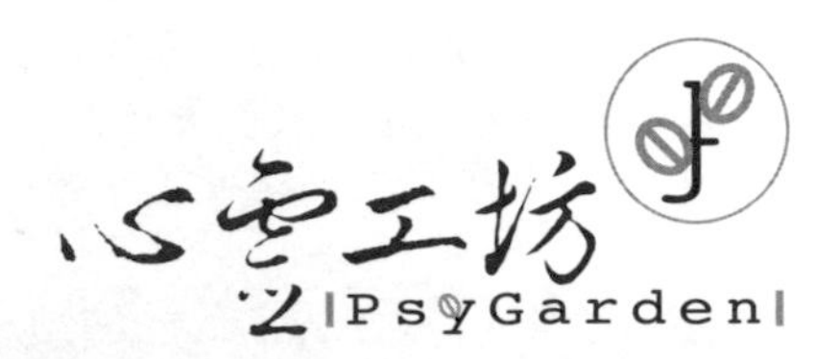

台北市106 信義路四段53巷8號2樓

讀者服務組　收

免　貼　郵　票

（對折線）

加入心靈工坊書香家族會員
共享知識的盛宴，成長的喜悅

請寄回這張回函卡（免貼郵票），
您就成爲心靈工坊的書香家族會員，您將可以——

⊙隨時收到新書出版和活動訊息

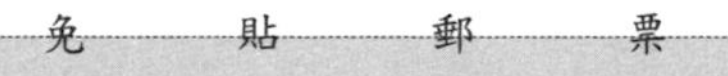

⊙獲得各項回饋和優惠方案